21天快瘦减脂餐

——雀儿 著

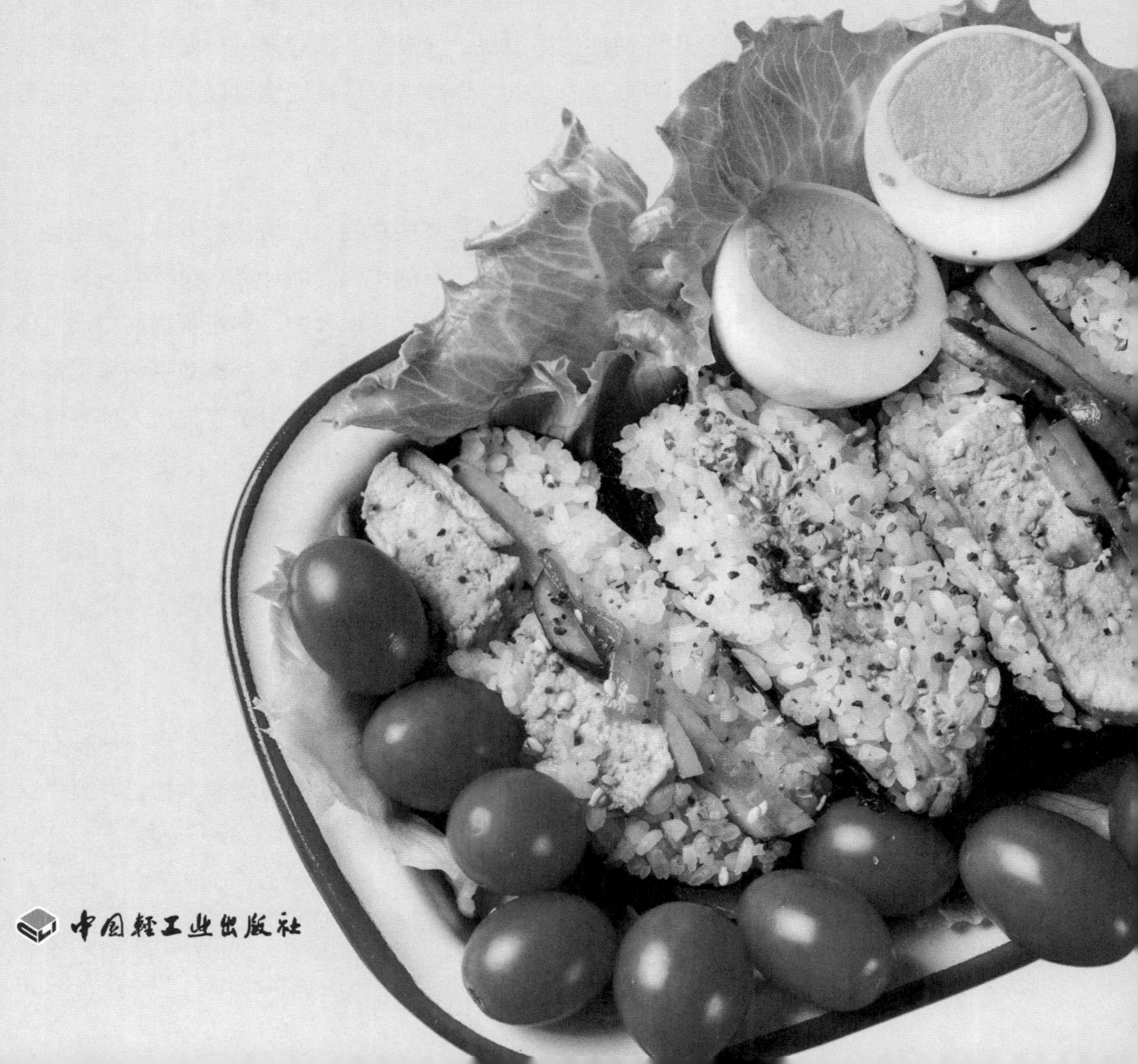

中国轻工业出版社

推荐序

减重要在有限的热量中，创造最大的满足感

你在减肥时也是设定一个目标，通过节食或严格执行某饮食法，或咬牙拼命运动吗？也许初期瘦得很快，但没有办法这样过一辈子。你需要的是改变生活方式，只要观念正确，你就会发现减肥也可以很优雅，在吃饱的同时还很健康。

身为营养师，我不禁止减肥者吃某些食物，因为你会发现，没吃饱、口腹之欲没被满足，才是让你瘦不下来的主因。而计算热量、学习看标签和营养素的分配，这些过程只是为了让你认识食物，学习食物与自己身体之间关系的工具而已。学习这些，并不是要你一辈子都被数字约束，落入斤斤计较的精算数学，也不是让你放肆随意乱吃，而是要相信人体有自己的调节能力，学习倾听身体的声音、学习包容性心态，只要掌握了大原则、了解吃进去的是什么，减肥中没有什么是不能吃的。

如果我们把短暂的人生光阴都花在想尽办法与食物和数字对抗，实在很可惜。

观念不正确，做法跟着错，减肥就会没效果。我很喜欢雀儿这种在有限的热量中创造最大饱腹感的方法，本书教你聪明地选择食物，并提供简

单又丰富的料理食谱，很适合想要减脂或增肌的初学者，想自己做饭却不知道可以吃什么的人，或者正在尝试减肥或从未停止过减肥的你。

因为我患有多囊卵巢综合征，为了避免过度发胖，我一直在与自己的体态对抗，所以我非常能体会每位女孩渴望变瘦、变美的心情。但是，若吃东西变成一件压抑的事情，减肥肯定无法持久。就如同雀儿所说，减肥真的是一段身心的磨炼。我遇到过不少女孩，在追求瘦的过程中迷失了自己，甚至落入饮食失调的处境。

我们当然有权力让自己变得更漂亮、身材更好，去追求更美好的自己，但千万不要落入美的陷阱。美丽有太多形式，放下那些美的幻想，让雀儿教你正确的心态，更聪明地去选择食物，才能少走弯路，瘦一辈子。

体态管理营养师 · Angela

在爱自己的旅程中，找到最适合自己的减脂方式

雀儿亲切且平易近人，她提倡健身应融入生活，主张日常饮食美味又有营养。更为不方便做饭的外食族制作多种简易搭配表，让大家在外挑选餐食时有参考依据。

雀儿这几年在饮食与健身方面的改变，使她由内而外散发出健康与自信的美。我推荐雀儿的这本书给大家，希望大家都能在爱自己的旅程中找到最合适、最自在的减脂方式！

人气健身博主 · May Liu

GIVE UP
IS NEVER AN OPTION!

让健康饮食成为习惯，以不同角度体验生活

为了维持平衡的生活并让自己变得越来越好，饮食健康非常重要。雀儿所做的事让我得到了很大的启发，我可以按照她的食谱在家中做健康料理，让健康饮食成为一种习惯，也让自己从不同的角度去体验生活。

希望雀儿能够不断激发大家去创造更健康的生活方式，每个人都能找到最适合自己的版本！为了改变世界，我们必须先改变自己。换句话说，如果我们不能控制饮食，我们还能控制什么？最后，非常感谢雀儿的努力，将她良好的健康观念汇集成这本书与大家分享！我强烈推荐所有人阅读！

型男·费丹尼

目 录
CONTENTS

无压力减脂的基本概念

外食和自煮的聪明搭配法

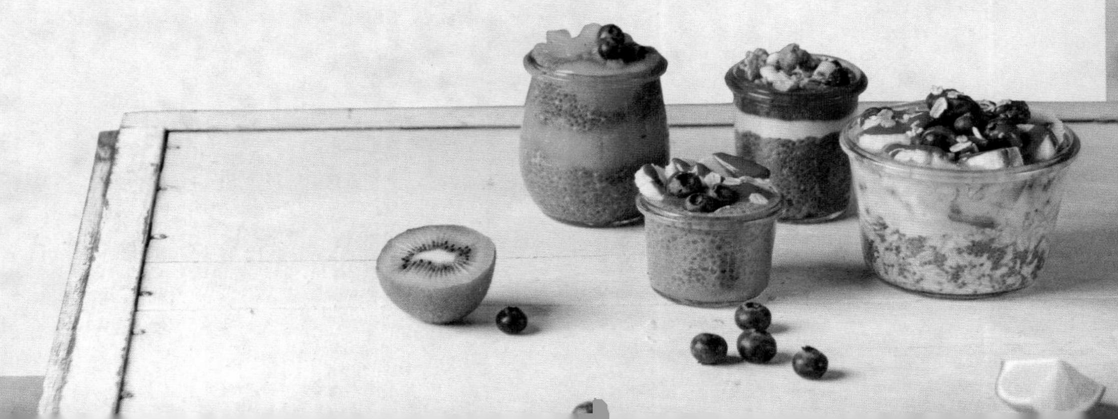

开始实践快乐减脂计划吧

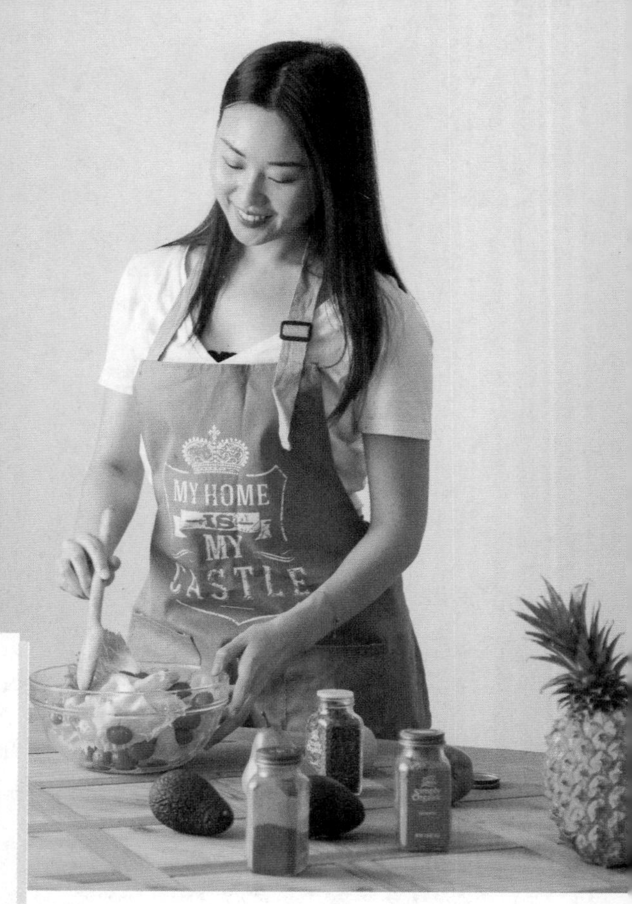

减重，是一段身心灵的磨炼

希望这本书能够很真实地传达我的理念，虽然我无法手把手教每一个人，但当大家拿起这本书时，就像我陪伴在你们身边一样，我会陪着你们走完减脂这段过程，让大家都和我一样，能够自由享受各种食物的美好。

我从小就备受家人宠爱，被养得白白胖胖的。我妈曾经说过，其他孩子吃饭时都会跑来跑去无法静下来，我却乖巧地拿着筷子等饭吃，果然从小就是个吃货。所以小学身高已达163厘米的我，体重也跟着飙上72千克。

男同学们超坏，给我取了很多不好听的绰号，像是“坦克”“阿勇”等。

现在回想起来我能笑着看待，但当时真的很受伤。我表姐是一个超级漂亮的女生，拥有人人称羡的模特儿身材，双腿又细又长。而我那胖嘟嘟的双腿总是紧紧贴在一起，走路还会摩擦，所以我从小的梦想就是有一天能够充满自信地穿上白色热裤。

我曾许愿如果让我拥有一双细长的美腿，能轻松穿上白色热裤，要我做什么都愿意。所以我开始利用课余时间研究各种瘦身的办法。高中时，我什么瘦身方式都尝试过，敲胆经、练瑜伽、低碳水饮食、少吃多动、晚上过7点后不吃东西、代餐、只吃水煮菜……虽然有时能瘦下来，但只要一恢复正常饮食，立刻复胖！

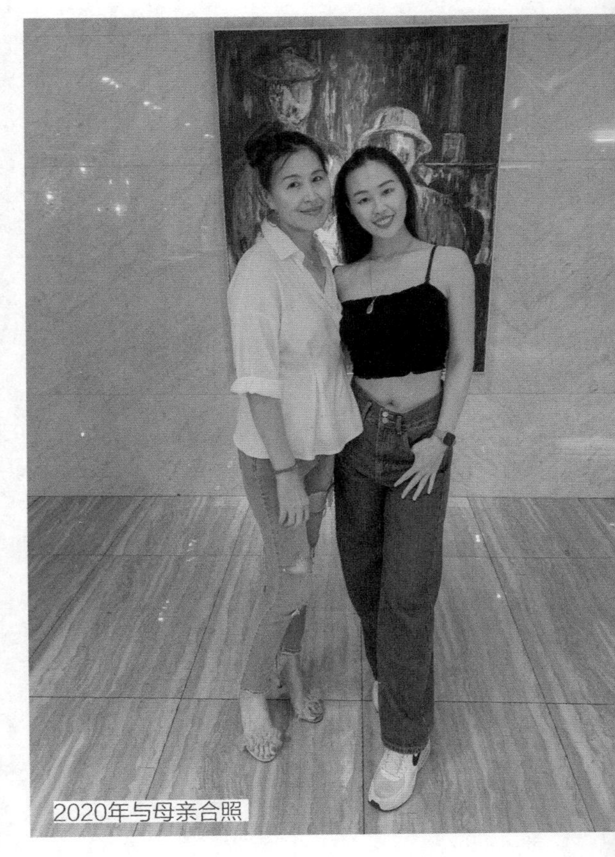
2020年与母亲合照

直到我开始学习健身，真正理解热量与营养素的关系，打破以往对减重的所有误解，原来凌晨12点进食还是可以瘦，一天摄取的总热量才是关键；蛋白质、脂肪、碳水化合物摄取的比例才是关键。一开始教练建议我增肌，当时我增重了3.3千克，配合一周训练两次、自主训练一次，大约3个月后才开始减脂。体重从63.7千克增肌到68千克再开始减重，花了不到半年减到60.7千克。回想我一开始增肌减脂时，体重和现在差不多，体态却完全不同。我最终可以不复胖，是因为了解了食材的热量与营养，知道了

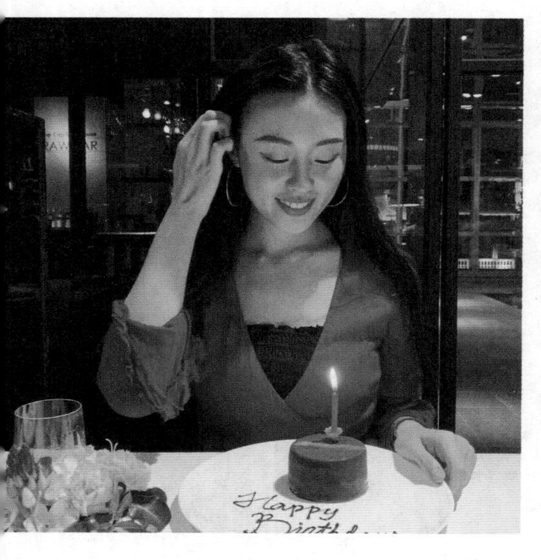

能满足我的食物是什么。在此期间，我还意外发现自己对料理的热情，并研究出聪明搭配外食的方案。

外面的饮食通常营养比较不均衡、热量又高，想要变瘦就得聪明灵活地吃。如果这餐多吃了一块蛋糕，一般人可能会想，那接下来节食好了。可节食要吃什么？只吃蔬菜吗？不需要让自己这么可怜，多加一块鸡胸肉热量也才100千卡。如果一包饼干热量100千卡，一块鸡胸肉热量也是100千卡，你会选择哪一个呢？好好吃蛋白质，就不会想乱吃东西，这些都是经验。

从此我走上饮食自由的路，而且越来越爱自己的身体，每一天都在进步，不再为了减肥而患得患失，这全部源自于理解。因为当你不理解一件事情的时候，你会彷徨、会恐惧，会有一种不知道明天在哪里的感觉。

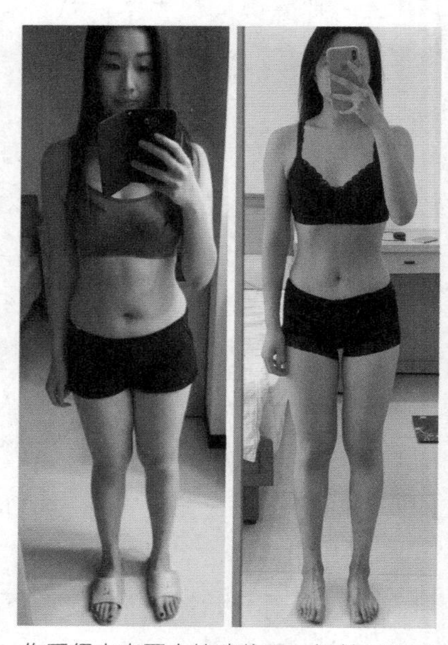
你看得出来图中的我体重只相差1千克吗

大家应该都有过这样的经验，尝试一种饮食法，很痛苦，但告诉自己撑过3个月就好了，然后度过痛苦的3个

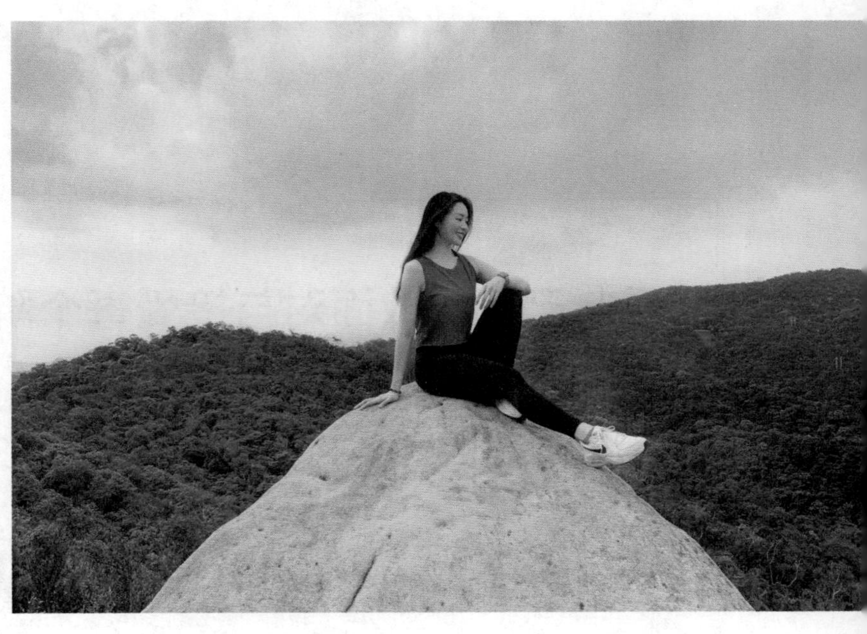

月，你瘦了，但是一旦恢复正常饮食后，因为压抑太久反而吃得更多了，结果比一开始减肥时还胖。这是因为无法持续一辈子的方式终究会失败，无痛苦的瘦身才能够走得长久。

这是我的心得，现在的我偶尔和朋友聚餐或是旅游时吃得比较多也不再害怕。因为我知道只要在接下来的日子减少一点热量、多做一点有氧训练，随着时间推移，这些热量都会被消耗掉的。所以，心安就不会慌乱，知道一切都在掌握中，就能够完全掌控自己的身材，不被情绪操控而又暴食乱吃。

Energy never die

能量永远不灭　雀儿

Column

爱自己，勇敢面对与接受每个阶段的自己

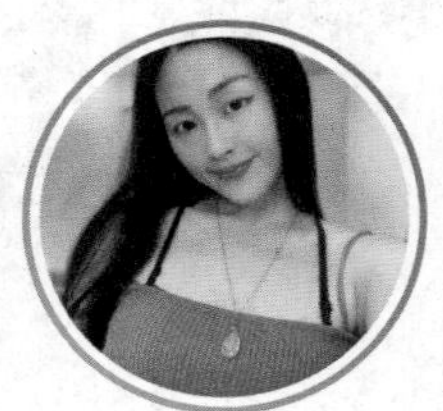

雀儿

2694 贴文　13.4万 关注

目前身兼健康食谱创作者与健身房经营者；健身经验4年，减重瘦身经验多年。座右铭是：健康是一辈子的事，每天都要吃得像皇后！

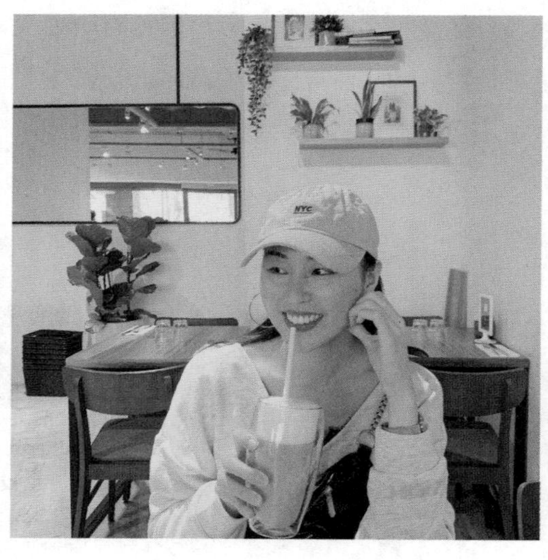

每一个顺境与逆境，都是对自己的考验。当你感到挫折或失败时，也是另一种爱自己的“过程”，在这个“过程”中，时间会淬炼一切。只有你愿意停下来面对自己的悲伤和最真实的自我，才能真正提升智慧。终有一天，当你跨越了这个障碍，再回头看看过去的自己时，你是微笑的。

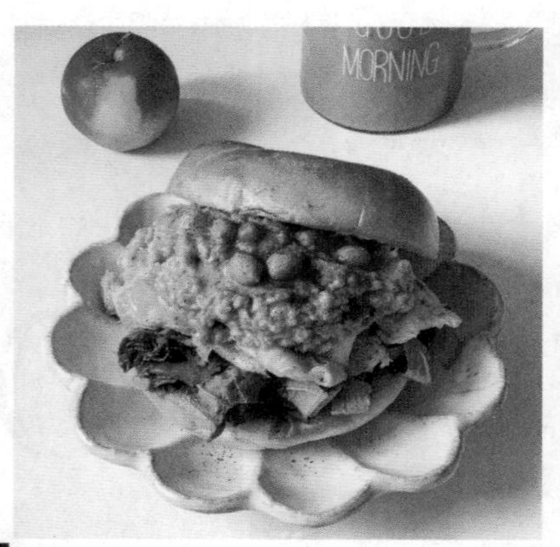

爱自己是一段很长的旅程，有时你会遇到挫折，会有许多迷茫的时刻。但并不是只有开心、肯定自己时，才是爱自己。

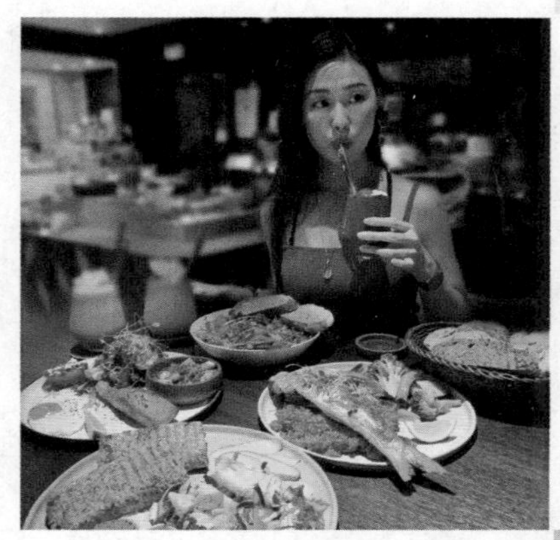

在面对逆境时仍能肯定自我，才是真正爱自己。这时你会理解个人的价值，也会感谢每一段历程。因为这些历程让你更明白人生。所有的一切，我们都应该为自己而做，并非其他任何一个人。

这些历程造就了现在的你，知道什么能让自己喜悦、什么是自己想要完成的。没有一个人天生就懂得如何爱自己，这是需要学习与磨炼的，当然，也更需要勇气，赤裸地面对每一个当下最真实的自己。希望每个女孩都能拥有面对自己好与不好的勇气，在减脂的磨炼中不轻易放弃自己。

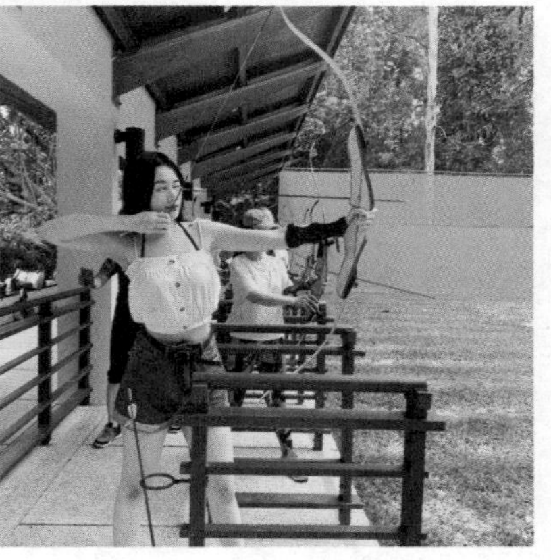

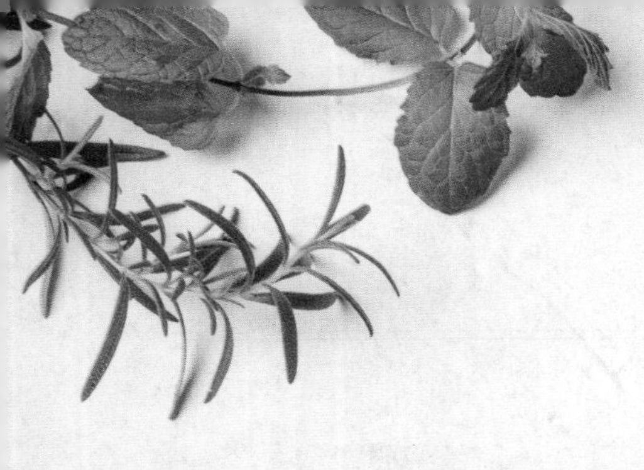

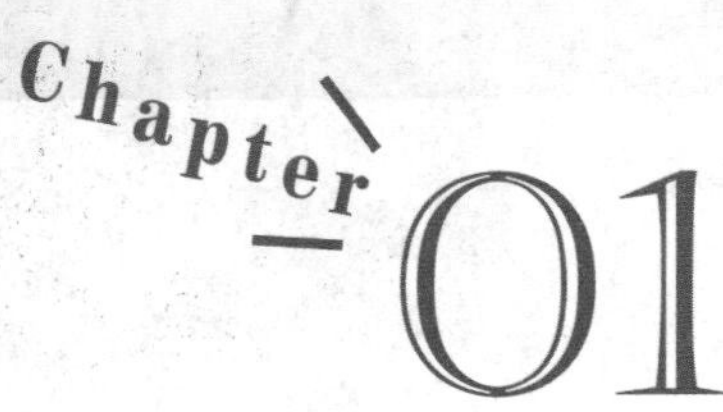

Chapter 01

无压力减脂的基本概念

How to get rid of the fat

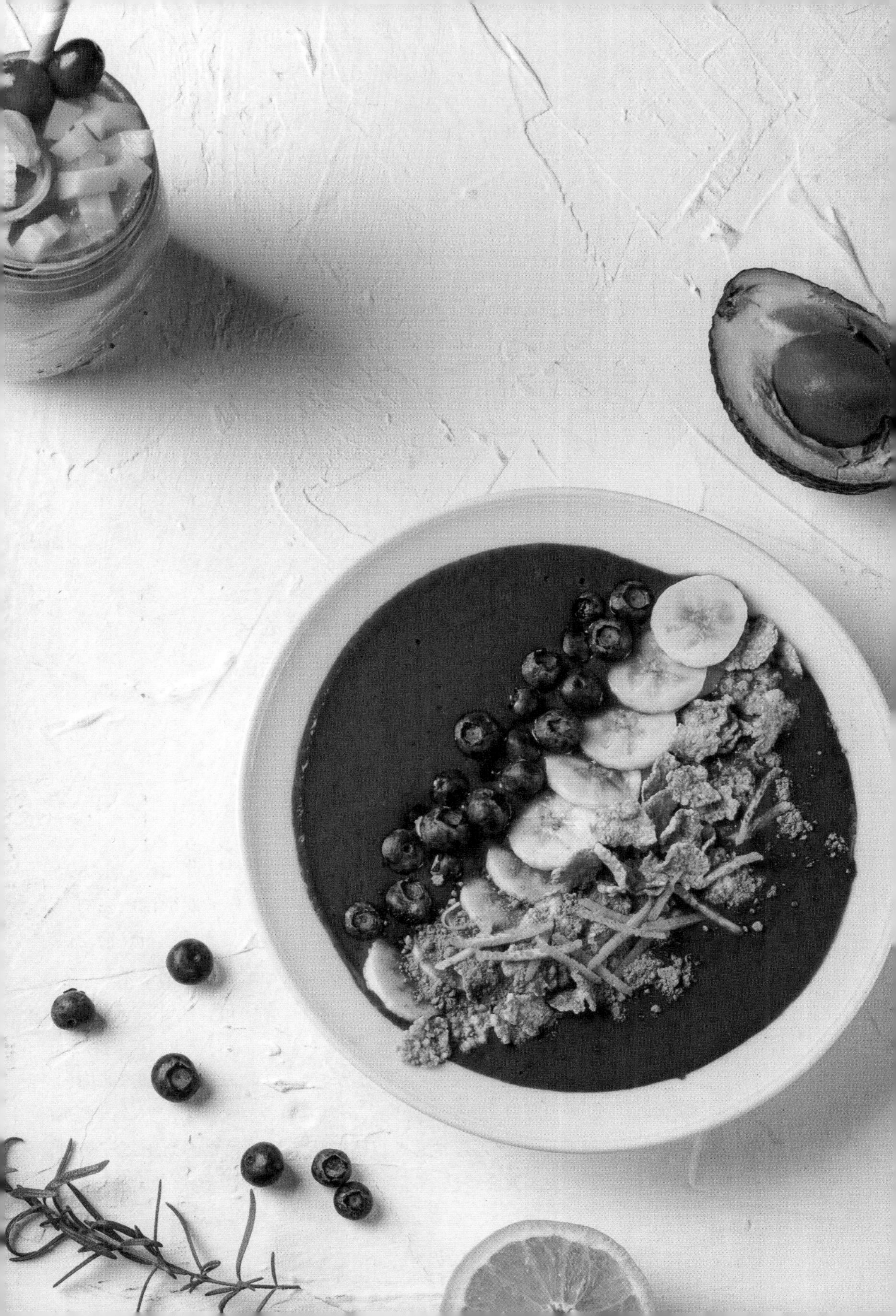

改变生活模式，让身体习惯新的饮食机制

“接下来，想跟大家分享一些我的亲身经历与体验健康饮食与运动后的一些心得。”

真正能够让人瘦下来的并不是某种特定的饮食法，而是彻底改变你的生活方式，某些饮食法也许可以暂时有效地让你瘦下来，却无法让你长期维持漂亮的身材。每个人都希望能健康地变瘦且不复胖，经常盲目听从网路谣言或执行从朋友口中听到的“有效”饮食法。想要快速得到自己想要的结果却造成相反的效果，陷入不断复胖的噩梦循环，这是因为如果一件事情没有办法持续一辈子，一定会失败。

想改变身材不复胖，第一件事情是要学习改变目前的饮食方式，再加入肌力训练，这并不是要实行短暂的魔鬼训练，而是要真正以无痛苦、无压力的方式改变生活习惯。人类的大脑很神奇，一旦身体置入正确的认知后，只要不断重复这个行为，试着持续做到21天，大脑就会将这个行为习惯化，不再需要他人的提醒，也能

轻松养成习惯。就像有一天你发现喝水对皮肤有益，不喝水对身体会有不良影响，从此开始试着多喝水，身体自然而然就会主动喝水。

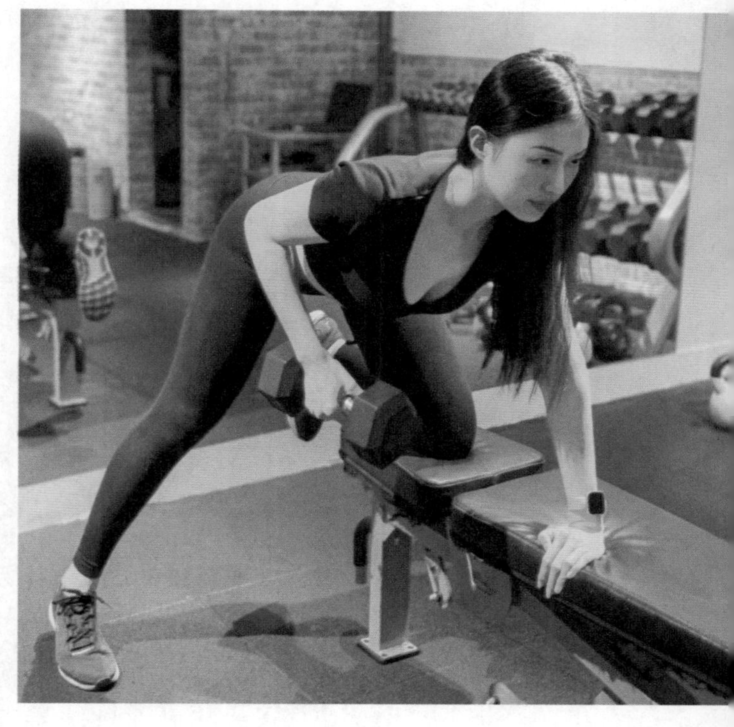

而让身体习惯均衡营养的饮食也是相同道理。练习从生活中辨认出哪些含碳水化合物、哪些含蛋白质、什么是不好的脂肪。什么都吃、什么都不多吃。如果每次去早餐店都点巧克力吐司配奶茶，只要改成蛋饼配豆浆，就是在改变；如果上班时习惯坐电梯，改成某几层楼用爬楼梯，持续下去一定会看到明显变化。

减重时最忌讳的就是“压力”，当你给自己压力时，身体一定会反弹。有些人适合生酮饮食，有些人适合轻断食，所有饮食法都离不开一个原则，就是“热量赤字”，违反“热量赤字”就一定会胖。我希望能带给大家的是无痛苦、均衡健康的饮食法。你一定要爱自己的身体、善待自己的身体，如果有时嘴馋想吃蛋糕就吃，下一餐再减量就好了。改变想法，身材自然而然就会改变。大家可以观察体态苗条人的饮食习惯，通常他们饱了就会停下，不会在不饿的状态下吃东西。

所以想达到目标的理想体态，并不是要很严格地执行某种饮食法，而是必须改变你的生活方式。

先问自己：

- □ 今天摄取的膳食纤维是否足够?
- □ 今天喝的水是否足够?
- □ 今天的睡眠是否足够?
- □ 今天吃下适量的蛋白质、碳水化合物、脂肪了吗?
- □ 今天是否吃的热量高过基础代谢所需?
- □ 今天是否选择高品质的天然食物，避免精加工饮食?
- □ 本周是否规律运动了?
- □ 在做上述这些事情的时候，是否能从中找到乐趣?

Check!

一件你做了会不开心的事情，绝对无法长久坚持，最后一定会经不起考验而放弃！所以，减重一定要是一件快乐的事。

认识七大营养素与热量

我们可以先从认识七大营养素与热量开始，而后再变化出各种多变又美味的料理，这也是我想跟大家分享的快乐饮食法。其实，我在减脂期间一直吃得很丰盛，却一样可以维持身材，而且已经三四年没有复胖了。我每天只是单纯发挥自己的创意，在有限的热量和营养里创造最大的满足感。这让减脂变成了一件很好玩的事。因为可以吃的食物非常多，只要掌握了基本原则，就不用担心瘦不下来和复胖！

因为环境受到污染，食物的营养与从前相比差了很多，所以需注意是否要额外摄取某些营养补充品。当然，减脂最重要的还是睡眠、水分摄取以及一日三餐到底吃了些什么，每周做了哪些运动，这些都是不可忽略的关键点。当你慢慢学习并改变你的生活方式后，就会发现体重自然而然地减少了！人也变得更漂亮、气色更好，而在这个过程中完全没有感受到任何痛苦或压力。接着，你会发现再也不会重复以前暴饮暴食的生活，因为身体与大脑完全改变，你的生命轨迹也跟着完全改变了。

减重期的热量与营养素分配

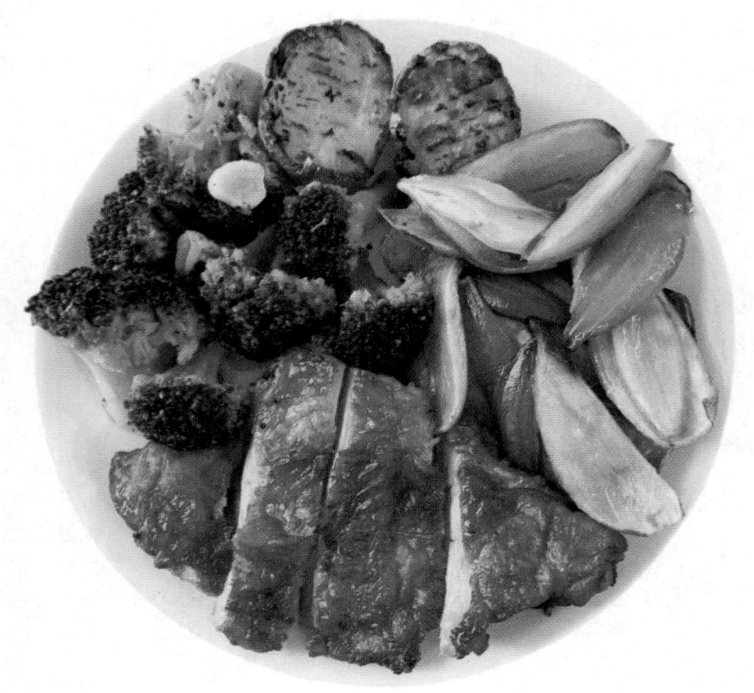

世上万物的运作都需要热量，身体能运动、心脏能跳动、大脑能思考、人能生长发育以及能繁衍后代，全都是因为摄取了足够的热量。我们可以从日常饮食中摄取到三大营养素（碳水化合物、脂肪、蛋白质），经过种种化学反应产生热量，供身体使用。

先简单地介绍下七大营养素与热量的分配。

营养素	主要功能	常见食物	热量
蛋白质	是建造、修复组织细胞的主要材料。可以提供热量和必需氨基酸，参与身体的生理活动	蛋、奶、肉类、鱼类、家禽类	4千卡／克
碳水化合物	供给热量，节省蛋白质，帮助脂肪代谢，调节生理功能	米饭、面食、土豆、红薯等谷薯类，少量来自奶类及蔬果类	4千卡／克
脂肪	供给热量，帮助脂溶性维生素的吸收与利用。增加食物口感及饱腹感，形成人体脂肪保护内脏器官	植物性脂肪：坚果、大豆油、玉米油、橄榄油；动物性脂肪：牛油、猪油等	9千卡／克
维生素和矿物质	调节身体功能，促进新陈代谢，维持健康。维生素和矿物质非常重要，但人体无法自行合成	各种食物中含有不同的维生素和矿物质，所以饮食需要多元化，或可通过营养补充品辅助	0千卡／克
水	人体有70%由水组成，水可促进生长与身体修护，促进食物消化和吸收作用，维持正常循环及排泄，调节体温，还能减少器官间的摩擦，帮助维持体内电解质平衡	人体补充水分的最好方式是饮用白开水。轻体力活动的成年人每天应饮水1500~1700毫升（7~8杯）	0千卡／克
膳食纤维	分为可溶性膳食纤维和不可溶性膳食纤维两类。可溶性膳食纤维能降低血液胆固醇，调节血糖，降低心血管病的危险；不可溶性膳食纤维可调节肠功能，防止便秘	主要存在于谷物的表皮，全谷类粮食如麦麸、麦片、全麦粉、糙米、燕麦、荞麦、莜麦、玉米面等，以及水果、蔬菜、豆制品等	2千卡／克

总热量消耗（TDEE）

指身体一整天所消耗的热量。也就是如果想要维持目前的体重，每天必须摄入的热量 = 总热量消耗。

总热量消耗 = 基础代谢 + 运动消耗 + 产热消耗

运动消耗

指身体在活动时所消耗掉的热量。一整天都坐着工作的人消耗得自然少（占总热量消耗的15%），运动的人消耗得就多（占总热量消耗的 30%）。

产热消耗（饮食消耗）

指身体在消化食物的过程中所消耗的热量。人体在进食后，身体需要将食物中的营养转化成热量，而这个过程也是要消耗热量的。

基础代谢（BM）

基础代谢是指在自然温度环境中，恒温动物在非剧烈活动的状态下，处于非消化状态，维持生命所需消耗的最低热量。这些热量主要用于保持各器官的功能，如呼吸、心跳、腺体分泌、过滤排泄、解毒、肌肉活动等。

基础代谢占了总热量消耗的一大部分（65%~75%）。影响基础代谢的原因有很多，如总体重、肌肉量、激素、年龄、性别等。基础代谢会随着年龄增加或体重减轻而降低，会随着肌肉增加而提高。通常用基础代谢率（BMR）反映。

男性BMR

[13.7×体重（千克）]+[5.0×身高（厘米）]-（6.8×年龄）+66

女性BMR

[9.6×体重（千克）]+[1.8×身高（厘米）]-（4.7×年龄）+655

减重者的热量建议 → **总热量消耗减300～500卡**

增重者的热量建议 → **总热量消耗加300～500卡**

※可视个人状况微调，但摄取总热量不要低于基础代谢

活动量参考值

活动量	活动量描述	总热量消耗计算方法
久坐	没有运动	1.15×BMR
轻量活动量	每周运动1～3天	1.3×BMR
中活动量	每周运动3～5天	1.4×BMR
高活动量	每周运动6～7天	1.6×BMR
极高活动量	几乎一直处于运动	1.8×BMR

一天该摄取多少蛋白质

首先要测量自己的体重是多少，然后再依据活动量计算得出一天所需的蛋白质。

低活动量（久坐不动）：体重（千克）×0.8
中活动量（基本运动量、劳力性质工作、怀孕者）：体重（千克）×1.3
高活动量（高强度体能活动）：体重（千克）×（1.8~2.2）

“均衡”摄取蛋白质

很多人习惯在一餐吃大量的蛋白质，但其实应该是在一天之中平均地摄取蛋白质，理想状况是要分散在三餐和点心中。均衡摄取足够的蛋白质能够控制饥饿、延长饱腹感，所以在一天内我们应从早餐开始，每隔一段时间就摄取一定量的蛋白质，这样能防止因不满足而嘴馋吃进多余的零食，进行有效的体重管理。

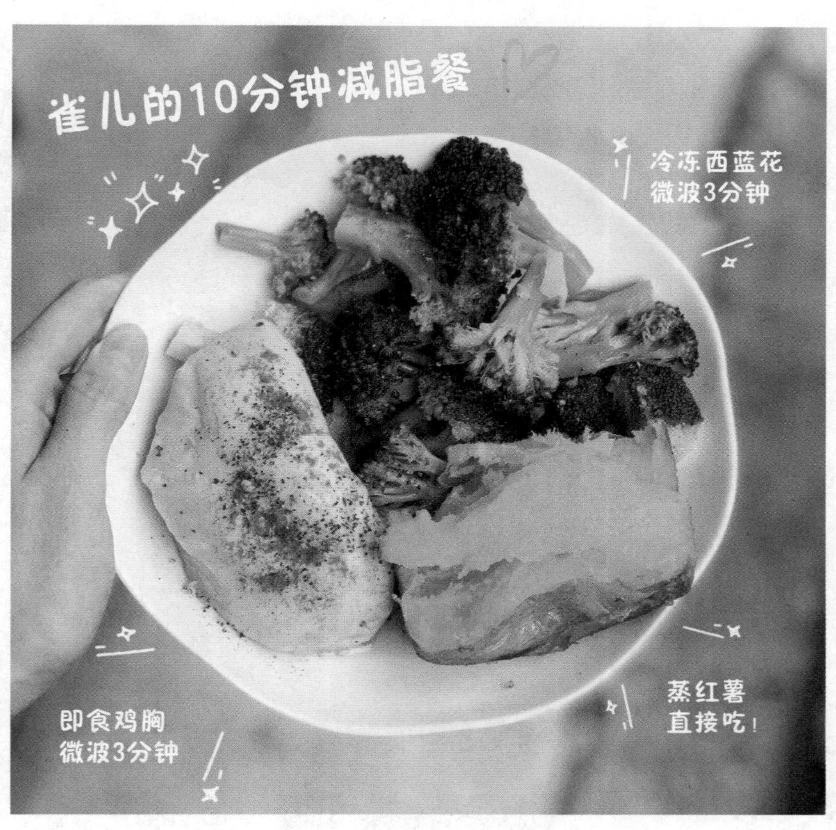

不要只吃蛋白质

“什么都吃，什么都不要多吃”是我的哲学，也是快乐饮食的关键，太多未必是好的，这个道理我想大家都听腻了，但我还是要强调凡事都要均衡，蛋白质也是。

在日常饮食中，蛋白质、脂肪和碳水化合物对整体身体功能相当重要，而蛋白质只占其中之一。这意味着如果只顾着吃蛋白质而忽略了其他营养素，可能会产生急性或慢性健康问题，例如缺乏碳水化合物会导致疲惫、晕眩和低血糖。

建议大家一天摄取营养素的黄金比例为：40%碳水化合物、30%脂肪、30%蛋白质；或45%碳水化合物、25%脂肪、30%蛋白质，其中脂肪提供的热量最好不低于总热量的20%。

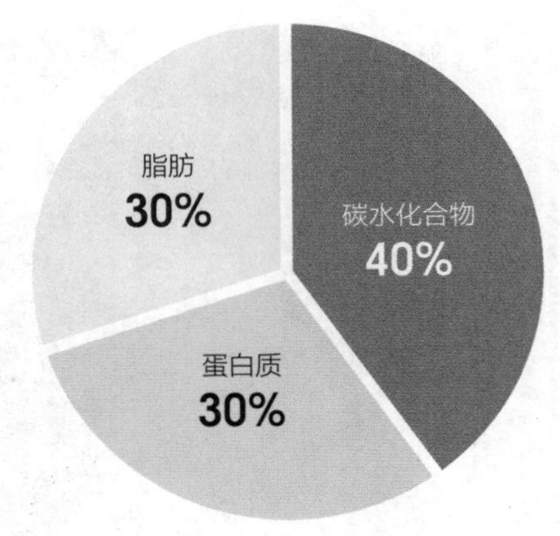

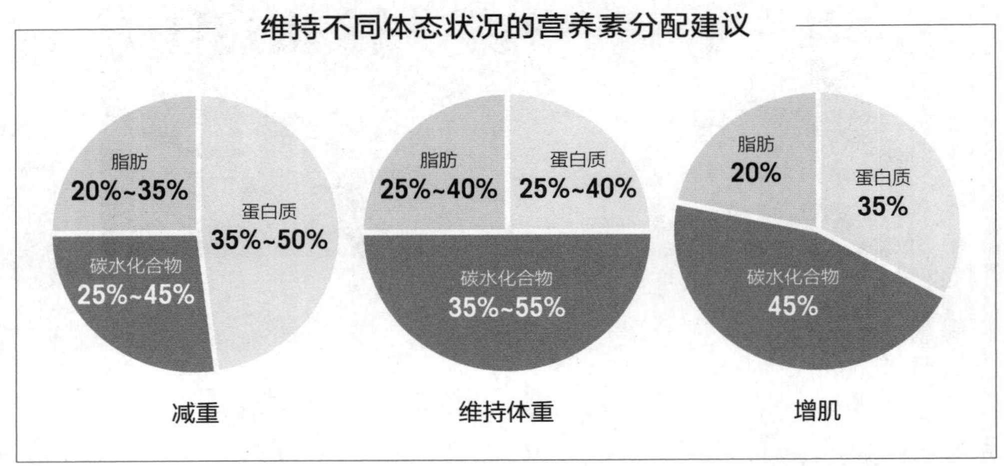

Point

不建议摄入脂肪过少，也不建议长期低碳水饮食，均衡饮食才是最重要的，也是最持久有效的，任何事情无法持续都容易半途而废。

除了数字，食物的品质同样重要

从右图的比较表可看出，面包的碳水化合物比红薯低、蛋白质比红薯高，但这并不代表它是较好的选择。除了看热量之外，也不要忽略人工添加剂、食品的品质和营养素。面包中有许多人工添加剂，而红薯就只有红薯，且富含膳食纤维、类胡萝卜素、B族维生素等，营养价值远比面包高。选择越接近原形食物的食材，就能越完整地摄取营养。

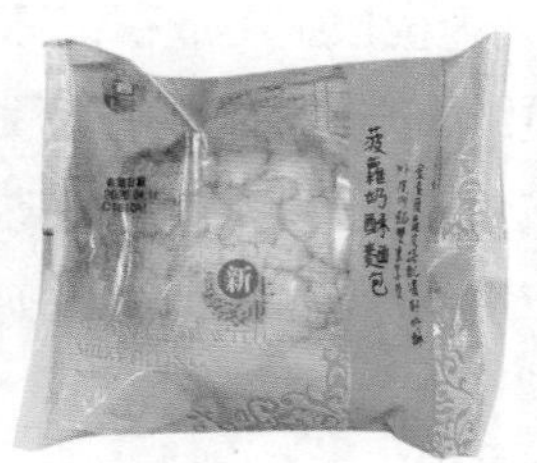

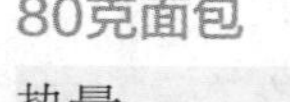

80克面包

热量	310千卡	
蛋白质	7.7克	胜
脂肪	16.4克	
碳水化合物	33.1克	胜

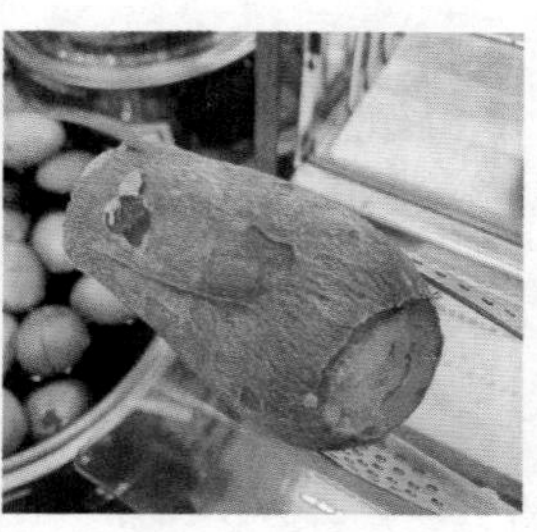

274克红薯

热量	310千卡	
蛋白质	4.9克	
脂肪	0.5克	胜
碳水化合物	70克	

你知道自己吃进的是什么吗

选对食物就能吃饱，还很健康！不敢相信都是1200千卡，分量却差这么多！雀儿教你如何在有限的热量中，创造出最大的饱腹感。相信有许多减重的朋友都很想念炸鸡排与珍珠奶茶，我自己真的是很久没有吃过这些了，仔细算一算，原来我一整天的饮食（不含点心），热量竟然跟一杯珍珠奶茶加一块炸鸡差不多！

这证明了一件事：聪明地选择食材与烹饪方式，真的可以吃得又饱又健康！

很多粉丝私信告诉我：工作很忙，很难抽出时间去准备食物，所以只能选择在外就餐或点外卖。我能理解大家的难处，但还是想告诉大家，在时间有限的情况下，只要有心也可以选择健康好吃的食物！

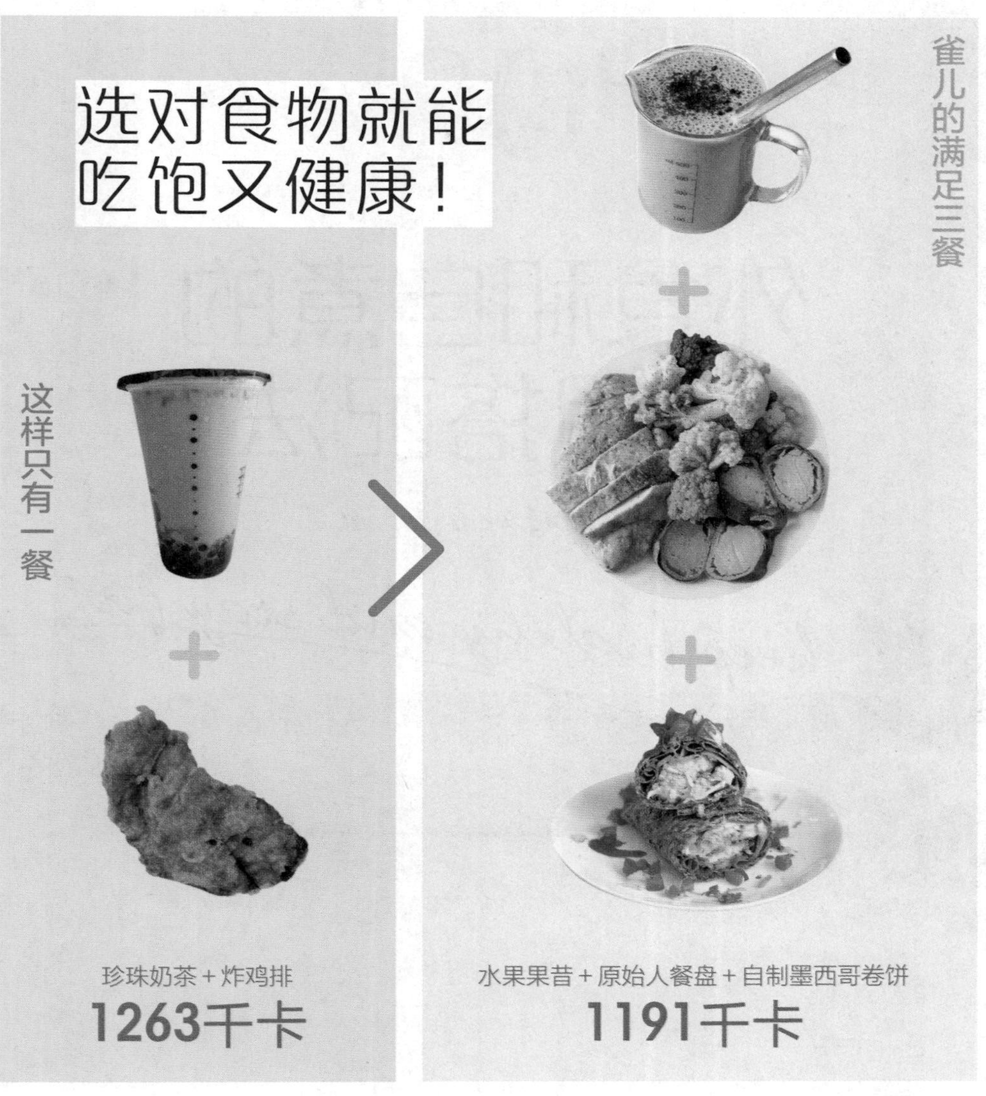
选对食物就能
吃饱又健康！
这样只有一餐
雀儿的满足三餐
珍珠奶茶＋炸鸡排
1263千卡
水果果昔＋原始人餐盘＋自制墨西哥卷饼
1191千卡

Chapter 02

外食和自煮的聪明搭配法

Watching what you eat,

keep healthy and stay fit.

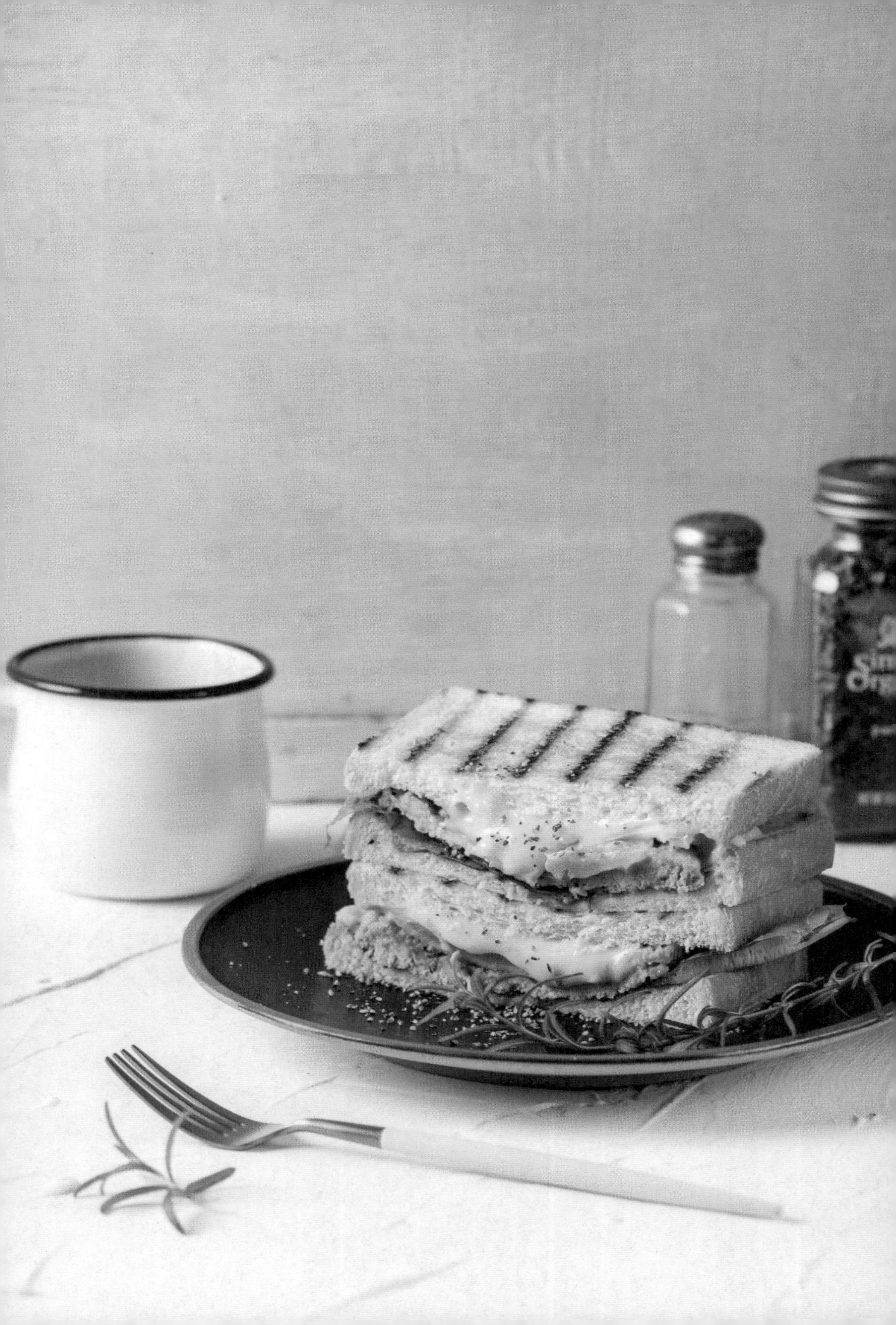

你是外食者还是料理爱好者

“以我个人的饮食习惯，会在前一天备好第二天的三餐，即使吃简单的原始人餐盘，也可以很满足。”

当你想改变饮食，却不知道该怎么吃时，可以参考我的手作食谱，相信能给大家带来一些料理上的灵感。工作忙碌的上班族可能回家就累瘫在床上了，能做饭的时间少之又少，我也有写外食族该注意的饮食秘诀，不论是去便利店购买、吃自助餐还是快餐，都有对应的健康吃法。

习惯外食的人

三步看懂营养标签

步骤1：确认份数

一份大多是指多数人一次吃的量，一整包的量也许会超过一份的量。所以如果吃了一整包，就要先确认一整包共含几份。

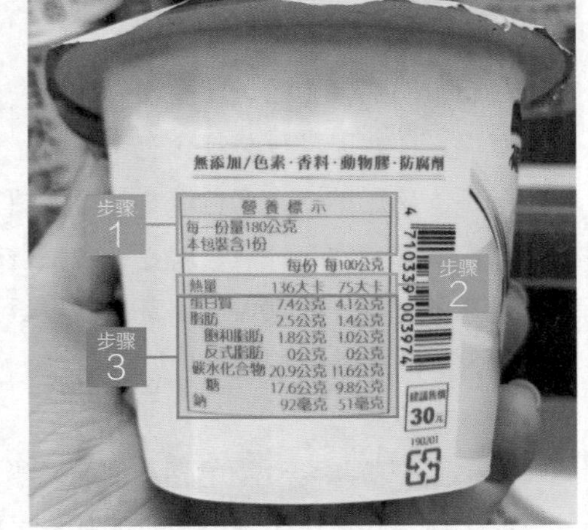

步骤2：留意热量

每份的热量乘以份数，才是你真正吃进去的总热量。

步骤3：聪明选择

身体所需的营养素来自各种不同的食物，而各类食物提供的营养素也不同，可依自己的需求挑选最适合的食物。

小吃篇

一般路边的小吃摊最常看到的就是烤冷面、蛋炒饭、麻辣烫之类，点餐时要注意请老板少放油，也不要放太多的酱，也可以点一盘烫青菜不淋麻酱；如果想补充蛋白质，卤豆腐、卤蛋都是不错的选择，这样搭配是比较均衡的一餐。

自助餐篇

去吃自助餐时基本原则也是一样的。大家可以选择一家饭菜比较不油的自助餐餐厅。挑选配菜时最好选择清淡少油的绿色蔬菜，记得要避免调味过重或勾芡的菜色。肉类中白斩鸡或一些非油炸的白肉都可以安心食用。这样以蛋白质为主的一餐，就会非常有饱腹感。

超市篇

去超市购买餐食时饭团是很好的选择，可以把它当成主食。即食鸡胸肉、茶叶蛋、豆腐，还有无糖豆浆都含有蛋白质。对于没有时间自己准备食物，对营养素及热量又不太熟悉的人，选包装食品可能更方便，因为这些食品基本都有热量标签。但超市购买餐食也有缺点，就是钠含量普遍过高，所以要注意钠的含量。膳食纤维和维生素的部分，大家可以用蔬果沙拉做补充，但要多留意酱料，否则一不小心就会摄取太多的热量！

如果买一份综合食物的话（例如便当或意大利面），记得翻到背面看看营养标签，如热量、碳水化合物、脂肪还有蛋白质的含量。除了这些，也要避免炸物。这里建议大家尽量少吃炸物，最好选择以烤、蒸、煮等调理方式的食物。同时太多酱料的食物也是“地雷”，例如咖喱饭、麻辣烫等都不太适合，钠含量过高容易造成身体水肿！

连锁餐厅篇

快餐厅包含麦当劳、肯德基、赛百味等。早午餐大家可以选择白肉，例如选鸡肉搭配面包；薯条可以替换成沙拉或是直接舍弃；荷包蛋会比炒蛋好，因为炒蛋的过程

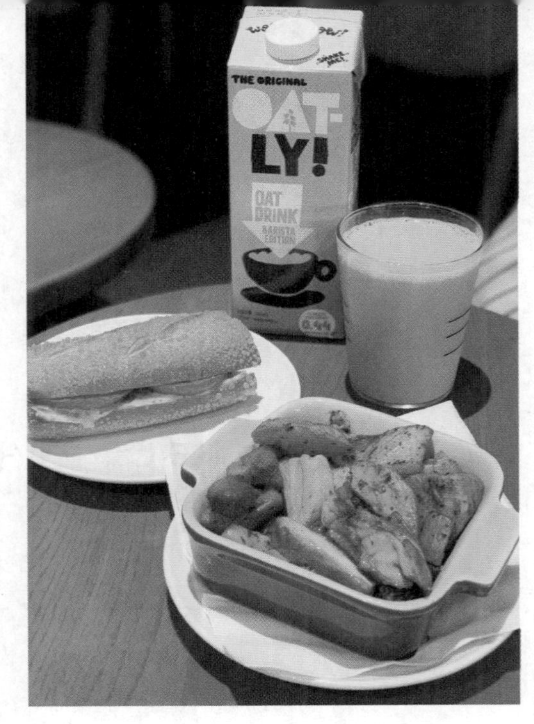

中常添加过多的油；饮料可以选择无糖红茶或绿茶，想喝拿铁咖啡和鲜奶茶也没有问题，但记得不要加糖。

吃日本料理时，首推热量较低的鱼类丼饭，例如鲔鱼丼、旗鱼丼、鲷（罗非鱼）丼、鲭鱼丼。三文鱼建议大家适量选择，因为三文鱼油脂高，热量也相对高；点亲子丼时则要先确认鸡肉是否炸过，若炸过就不要点了。记得选择未加工食物会比加工食物好，也可以减少饭类的摄取。

到快餐厅用餐较不容易摄取到蔬菜，这的确比较可惜，但大家可以在其他餐补充膳食纤维。我个人喜欢吃赛百味香嫩鸡柳或香烤鸡肉，很有饱腹感。如果食量大也可选择肉量加倍，蔬菜全部都可以加，建议舍弃腌渍品。酱料推荐香葱酱、黄芥末酱，或者不加酱也很好。麦当劳的板烧鸡腿堡也是我推荐的选项，最重要的就是副食，这才是会让你变胖的主因。副食千万不要选择薯条，可换成生菜沙拉，搭配零卡可乐或无糖红茶。但不论哪一家快餐厅，餐点的钠含量都比较高，所以吃完后一定要多喝水。

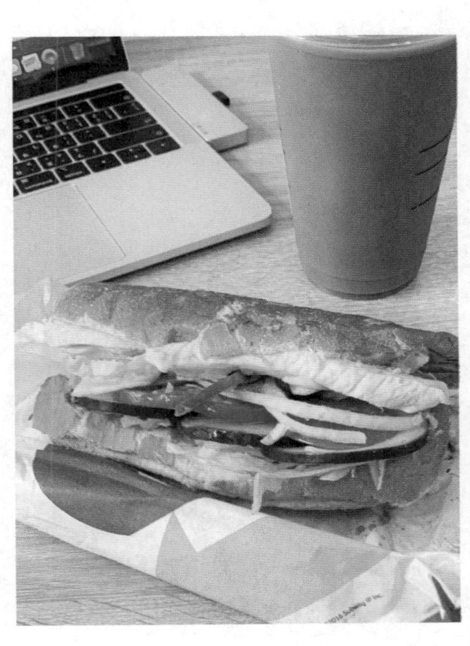

习惯自己做饭的人

如果是习惯自己在家做饭的人，必备的工具就是一台厨房秤。因为必须精准地计算热量，食材的分量拿捏就非常重要。许多食材一上来是无法用肉眼判断多少的，当你多试几次用厨房秤称量食材重量后，就会慢慢找到感觉。

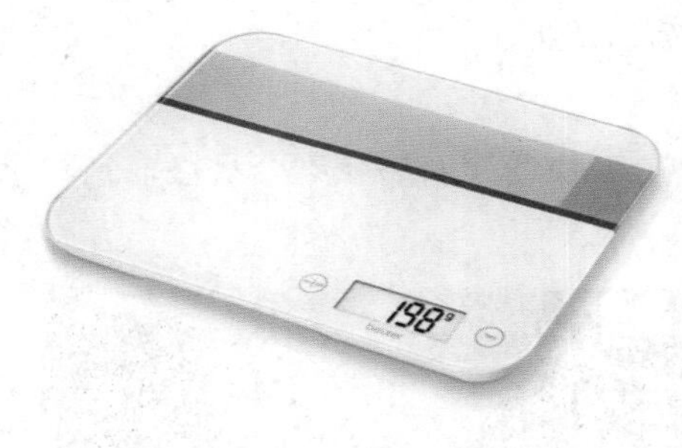

购买食材的好地方

平常我最常去购买食材的地方是全家、物美、家乐福、盒马这些很方便的超市，很少在传统的菜市场购买。

我平常选购食材的地点通常都是依照距离或是看当日行程安排而定，每家超市都有不一样的特色，如果需要买少量的菜，我就会去盒马、全家；如果一次购买比较多，就会去家乐福、物美。有机综合莓果我习惯在网上购买，有时候我还会一同购入希腊酸奶和有机西蓝花，凑单会比较划算！如果你不喜欢一次囤太多食材，可以考虑少量购买，也比较容易保存。我自己想吃三文鱼时，就会到超市购买两盒，三天后再更换不一样的主食材。

另外，推荐低脂芝麻酱和辣椒酱，这两款酱料在我的料理中出镜率超高。一般的粉状调味料我常用香料盐、其他基本调味就是米酒、酱油、盐、黑胡椒粉、辣椒粉等，其实这些简单的调味料非常好用，越多的酱料代表越多的热量。

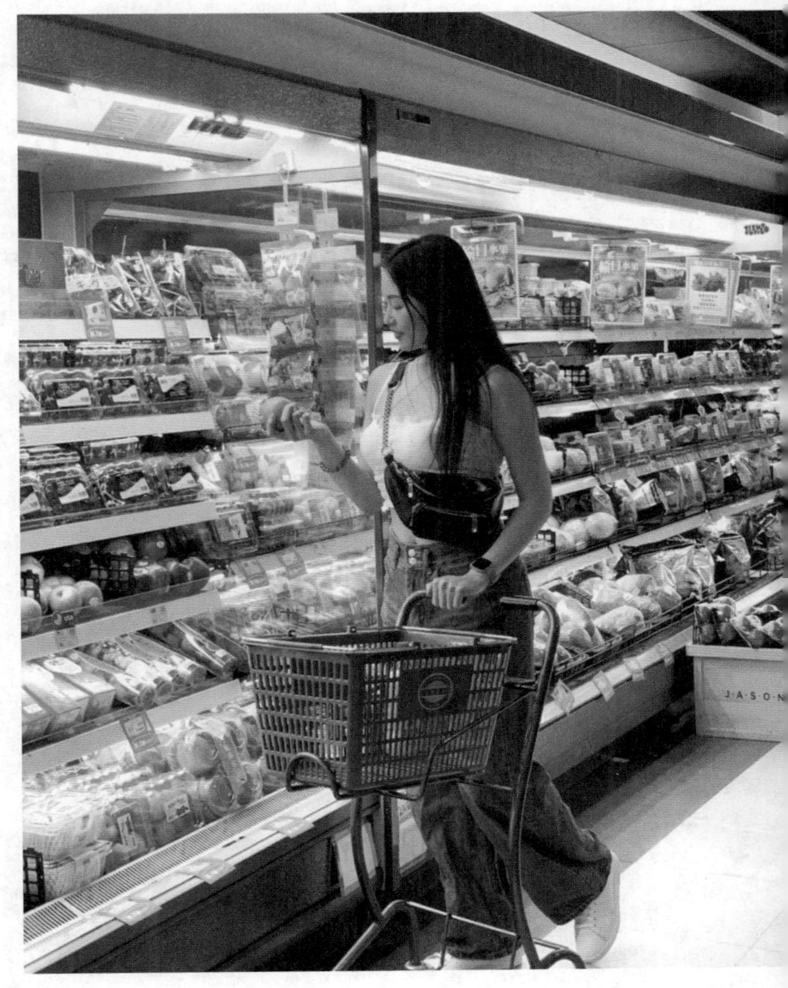

减脂期优选食物类别推荐

肉蛋豆类

减脂期的蛋白质选择可以是鸡胸肉、罗非鱼片、三文鱼、猪肉或牛肉，其中三文鱼虽然油脂较高，但其富含ω-3不饱和脂肪酸，所以也需要摄取，只要控制摄入量即可。豆腐、鸡蛋、鲔鱼罐头也是优良蛋白质食材。即食鸡胸肉非常方便，好吃又快速！除了鸡胸肉外，冷冻虾仁或鲈鱼也可选择。另外，鸡蛋也是一个非常好的蛋白质来源。素食者可以多吃些大豆及其制品，比如豆腐，也是优质蛋白质的主要来源。

蔬菜类

我个人习惯食用有机蔬菜。绿叶菜类都非常棒，大家可以选择烹调后不易缩水或不会太软烂的蔬菜，例如西蓝花等。要注意的是，南瓜、山药、土豆等属于根茎类，是碳水化合物大户，最好作为主食！

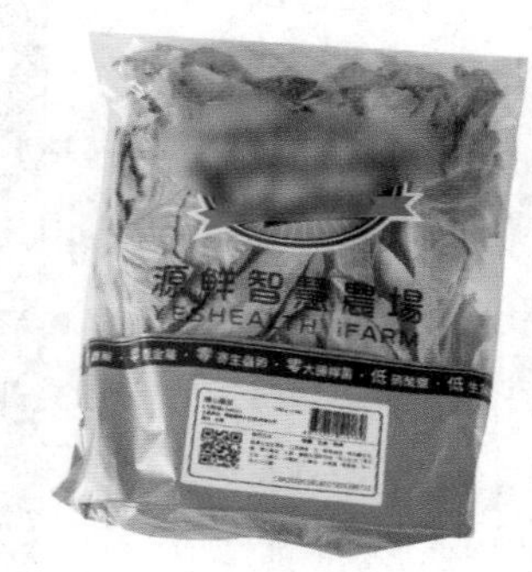

主食类

主食的部分首推未加工食物，红薯、南瓜、山药都是很棒的选择。意大利面属于低GI（生糖指数）食材，部分墨西哥饼皮热量也很低，可以变化出许多创意美食，只要稍微更换不同主食，再选对肉类和蔬菜就能创造出很多美味的料理。减脂期也不是只能吃水煮鸡胸肉喔！

减脂期常用的食材推荐

罗非鱼

低脂肪的鱼类建议大家在购买后两天内完成烹煮，在新鲜的时候享用只要加一点盐就很美味。

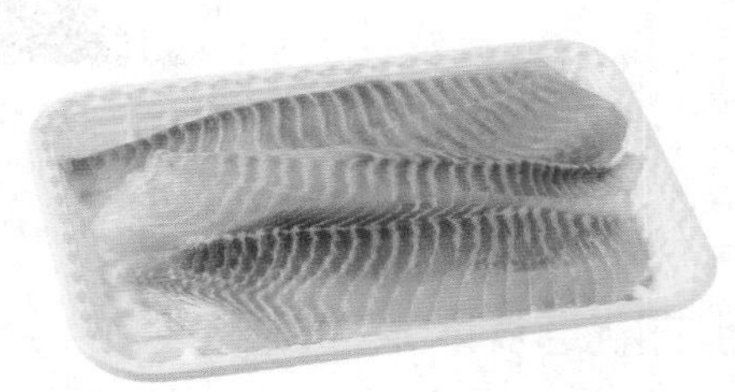

三文鱼

三文鱼含有丰富的ω-3不饱和脂肪酸，能活化脑细胞、强化骨骼，是非常棒的营养食材。挑选三文鱼时要选择肉色呈橘红，表皮光滑且具有光泽，摸起来结实有弹性的。但因为三文鱼脂肪含量较高，所以食用时要控制量。

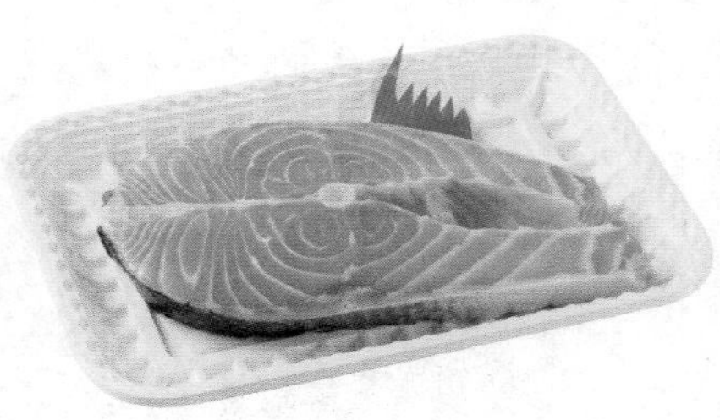

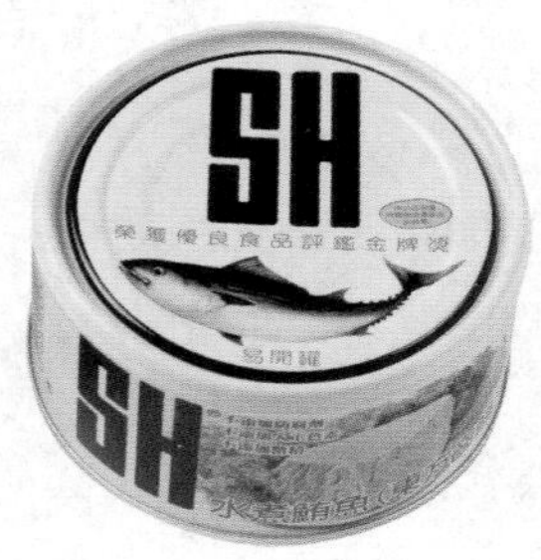

鲔鱼罐头

水煮鲔鱼罐头整体热量和油脂含量会比油渍鲔鱼罐头少很多。

鸡胸肉

不论减脂期还是增肌期食用都很适合，因为热量和碳水化合物含量都很低，却含有大量蛋白质，唯一要注意的就是不要煮得太老。

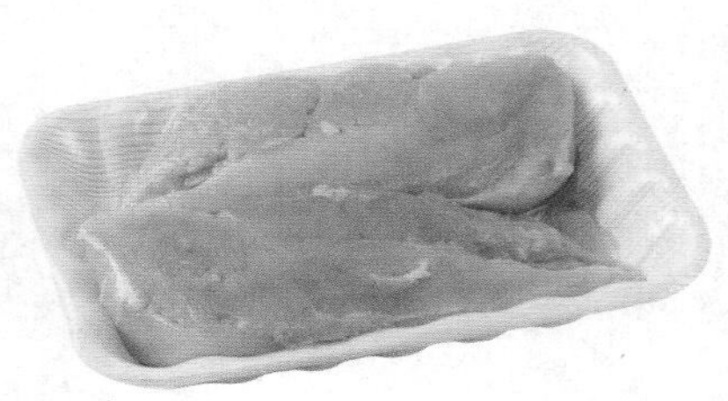

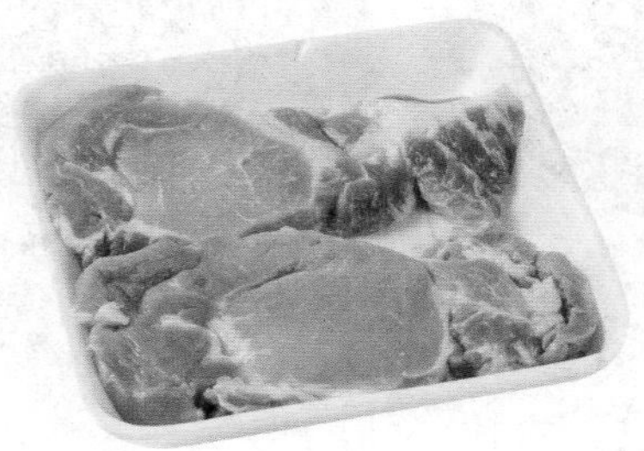

猪里脊

如果吃腻了鸡胸肉，可以换换口味选择猪里脊，这是猪肉中脂肪比较少的部位，制作时撒上一点迷迭香就很美味。

低脂奶酪片

想吃奶酪的时候可选择低脂奶酪片，一片热量很低，食用也相当方便。

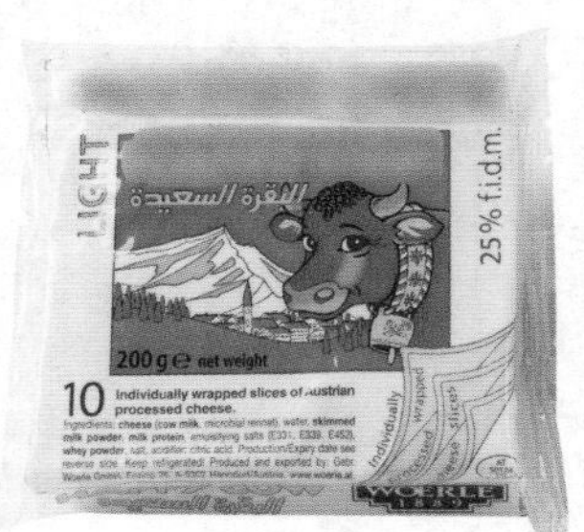

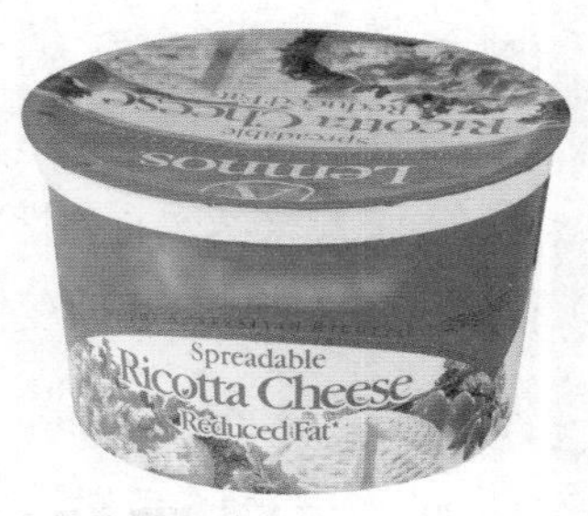

低脂奶油奶酪

低脂肪的奶油奶酪可以抹在面包上来增加食物的风味，减脂期适量摄取不会有问题。

香蕉和菠萝

香蕉、菠萝的热量较高，偶尔解馋时可以吃一点，当成甜点。

牛油果

牛油果富含植物脂肪，适合作为素食者的油脂来源，但其热量较高，食用时可以60克为一份。

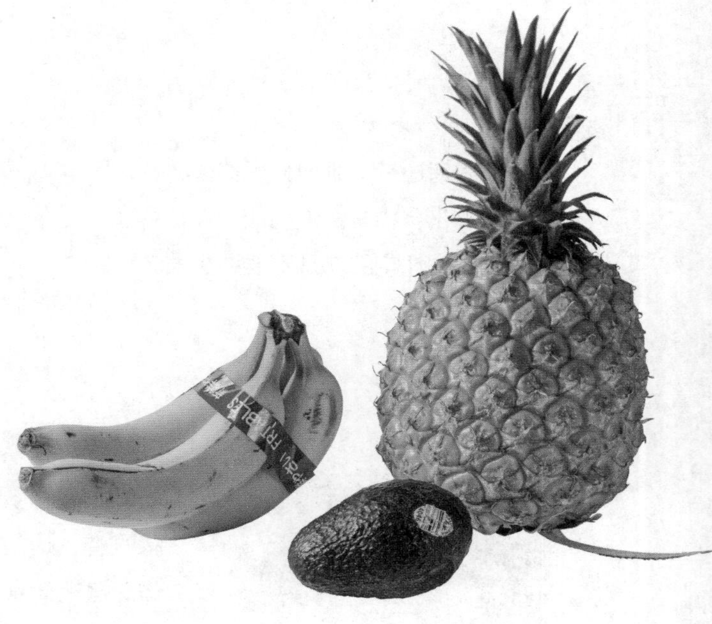

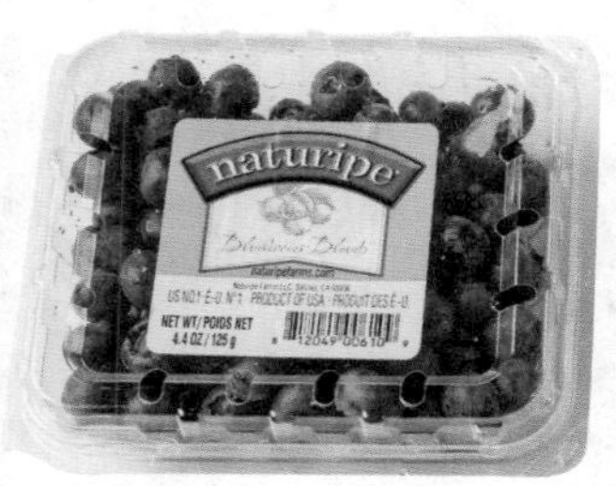

蓝莓

蓝莓富含花青素、类黄酮、叶黄素及其他酚类化合物，对身体非常有益。

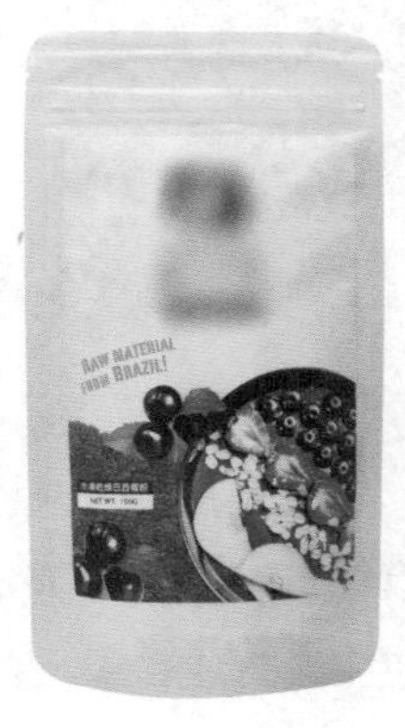

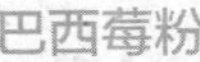

巴西莓粉

富含花青素、维生素E以及人体必需氨基酸，有超强的抗氧化力。因其有漂亮的莓果色，我常加在果昔中，来增添色泽。

生菜

做沙拉生食选择有机的生菜比较安心。

蟹味菇

蟹味菇是高膳食纤维、高饱腹感的蔬菜，建议食用。

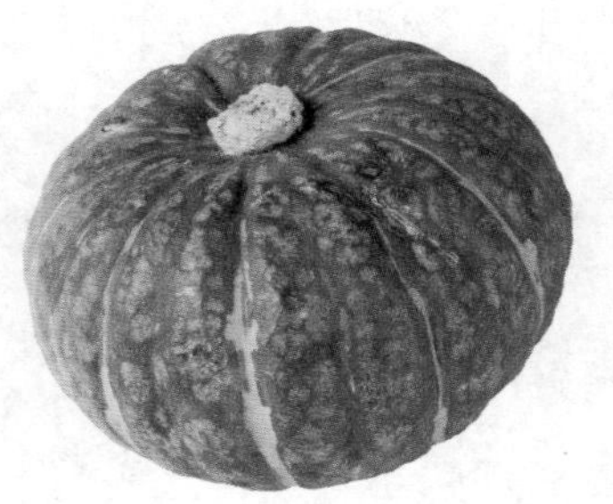

南瓜

南瓜作为主食，热量相对低，且含有丰富的胡萝卜素，对眼睛有益。

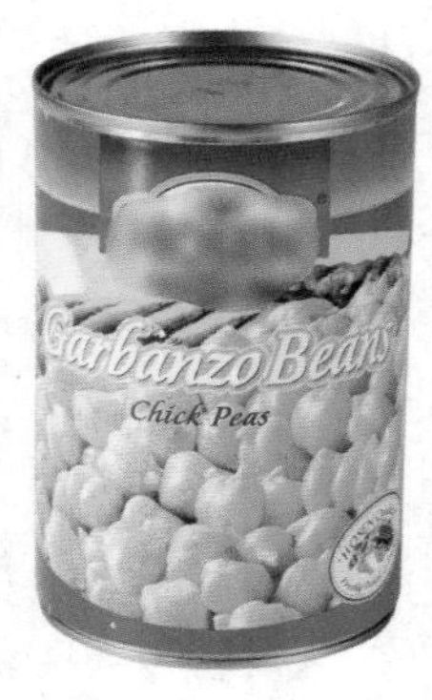

鹰嘴豆

鹰嘴豆也相当适合做成沙拉食用。素食者尤其适合多吃豆类以增加蛋白质与营养。

燕麦片

燕麦片是未深加工食物也是高碳水食物，可以做成燕麦粥，也可做成隔夜燕麦，打成粉末状还可以取代面粉，日常适量摄取就好。

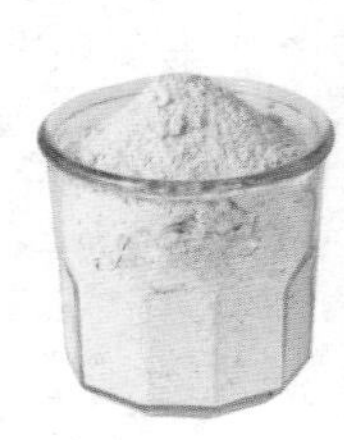

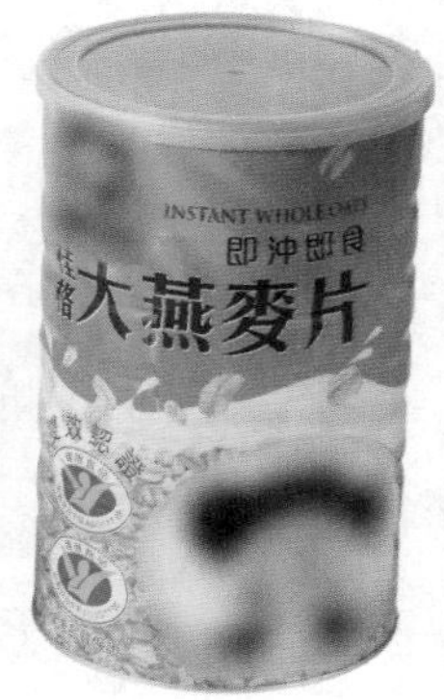

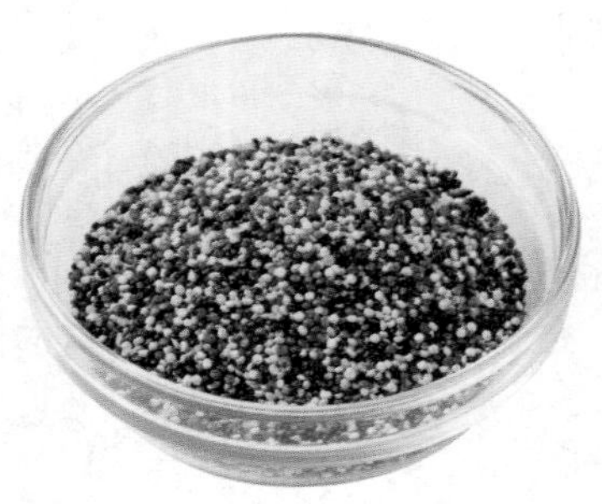

藜麦

藜麦或糙米都是不错的主食。藜麦含丰富的氨基酸和膳食纤维、B族维生素，但也只要适量摄取就好，多吃无益。

墨西哥饼皮

一片墨西哥饼皮热量才110～120千卡，可以夹入丰富的肉类与蔬菜一起食用，这样摄入碳水化合物不会过多，还能享受营养均衡又具饱腹感的一餐。

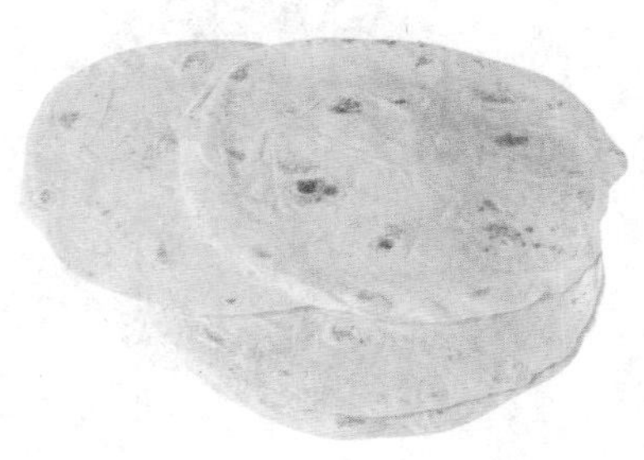

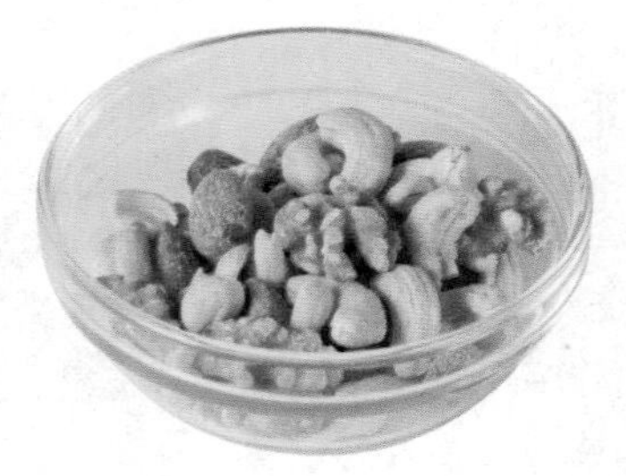

综合坚果

如果是在减脂期，可把坚果当成下午茶或零食来食用，但坚果热量较高，食用时要特别注意摄取量，一次不要吃太多。

杏仁

杏仁是坚果中热量比较低的，且具有丰富的膳食纤维与维生素E。建议大家挑选没有二次加工过的杏仁，最好是有机或品质认证过的，食用起来比较安心。

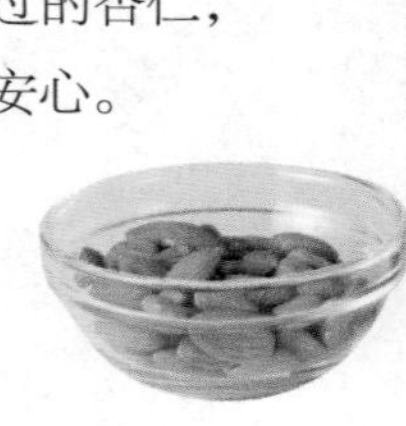

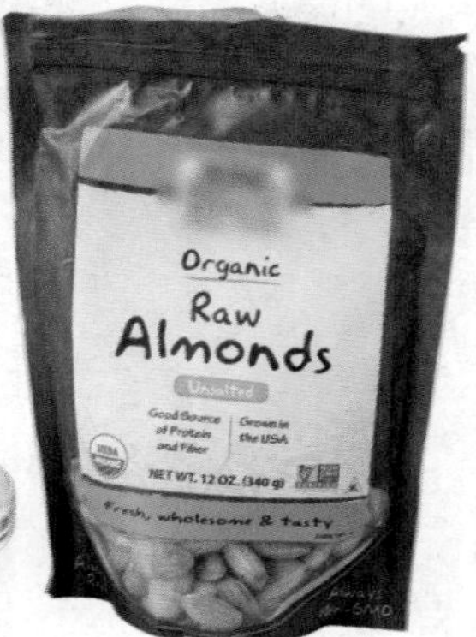

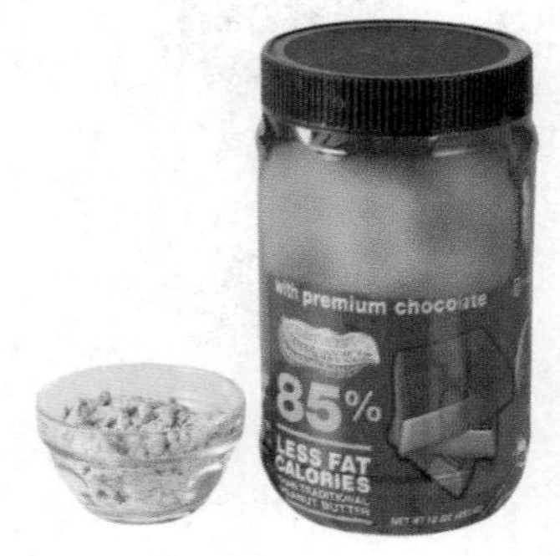

巧克力花生粉

健身或正在控制饮食的人应使用控制油脂的花生粉，我常使用的这款花生粉，它去除了85%的油脂，只要加水混合就可以制成巧克力花生酱。

奇亚籽

奇亚籽有丰富的膳食纤维与ω-3不饱和脂肪酸，可做出许多料理，还可以加在甜点或果昔中，增加饱腹感。

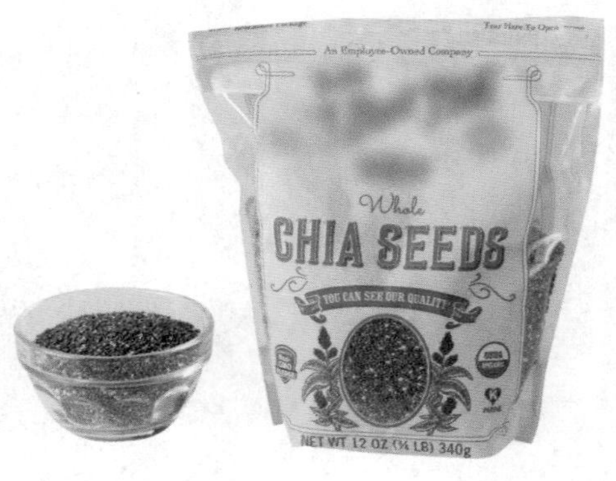

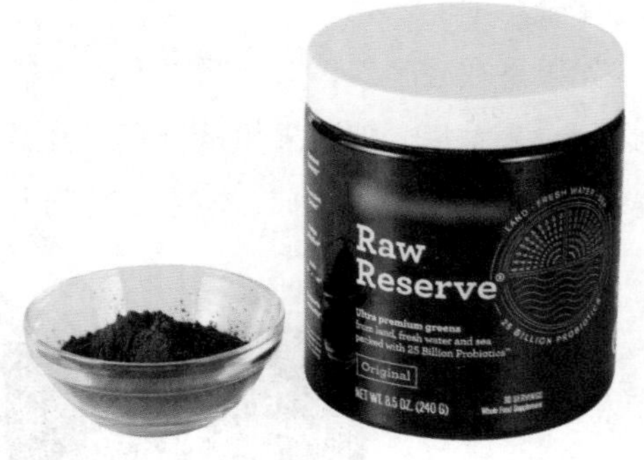

螺旋藻粉

螺旋藻粉维生素含量非常丰富，蛋白质含量也非常高，早餐时加一点在果昔中可促进消化吸收。

速溶咖啡粉

我自己是咖啡控，使用速溶咖啡粉的好处是可以依自己喜好调整咖啡的浓淡。奶咖我都会换成无糖杏仁奶。

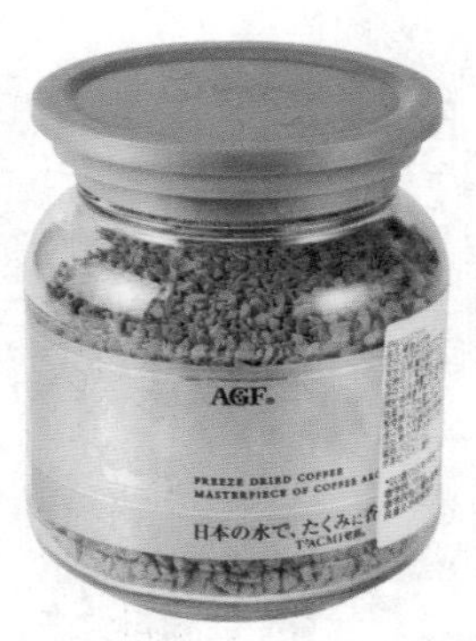

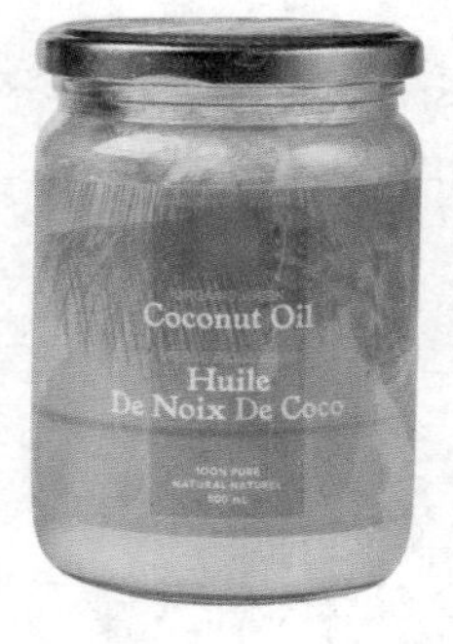

椰子油

椰子油可给料理增加一点椰香味，适当的油脂还可以帮助脂溶性维生素的吸收。记得要选冷压初榨椰子油为佳。

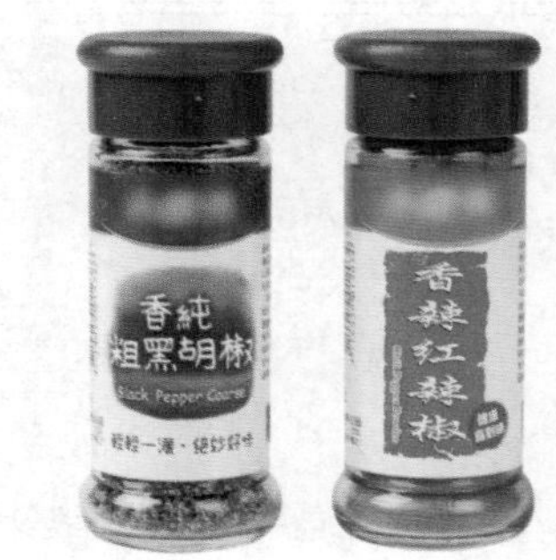

黑胡椒粉

黑胡椒粉是我每一道料理都会使用的调味料。黑胡椒能促进代谢，与各种料理都好搭配，热量也低。

辣椒粉

辣椒粉可以帮助人体排除湿气，调节食物口味，还有助于提高人体代谢。

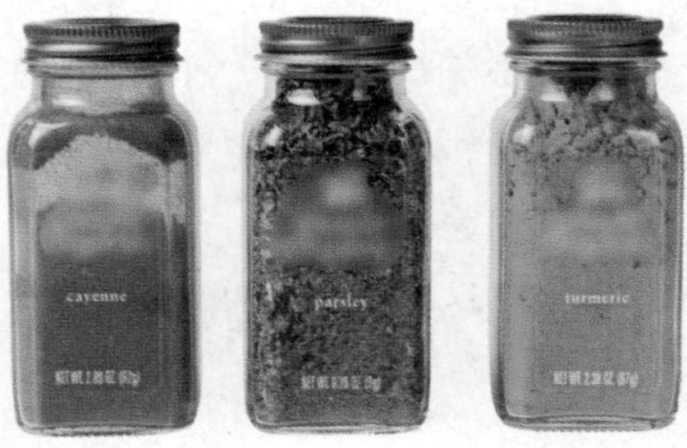

欧芹碎

欧芹是西餐的香菜，香气十分浓郁，非常适合在意大利面或沙拉中使用。

姜黄粉

姜黄粉不是生姜粉，它是一种香料，可为菜式提供香味，还是很好的抗氧化调味料。

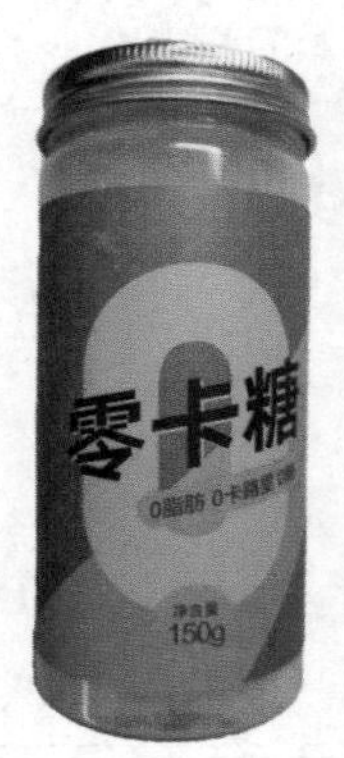

零卡糖

零卡糖是天然提纯的代糖，可加入咖啡或酱料中，增加甜味但不增加胰岛负担，让料理变得更美味。

Column

★ ★ ★

一天吃什么

认识我的人都知道，我一天喝水的量是非常大的。人体中有70%是水，所以水对人体来说非常重要！减重的时候因为身体废物的增加，更需要水分将这些废物代谢掉。所以喝足量的水能帮助减脂，每一天都要喝到1500～1700毫升的水！

一天的开始我会先喝一杯营养蛋白饮，接着安排我最喜欢的无糖杏仁奶咖啡，市面上的拿铁咖啡动不动热量就超过200千卡，所以我会换成无糖杏仁奶，300毫升的热量在30~60千卡，然后加入有机速溶咖啡粉，再加一点零卡糖增添风味。

这样做出来的拿铁，热量不到100千卡！

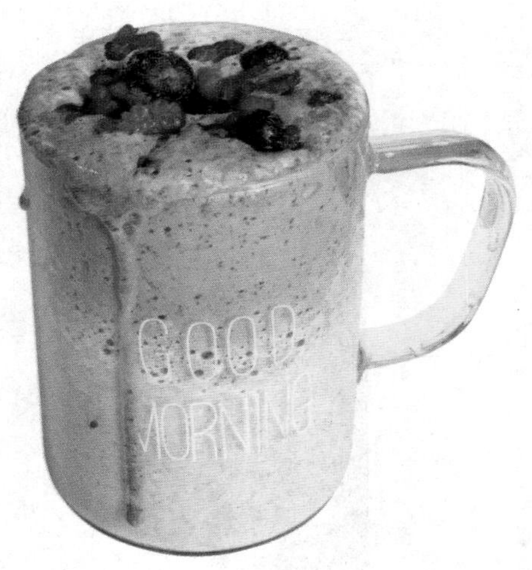

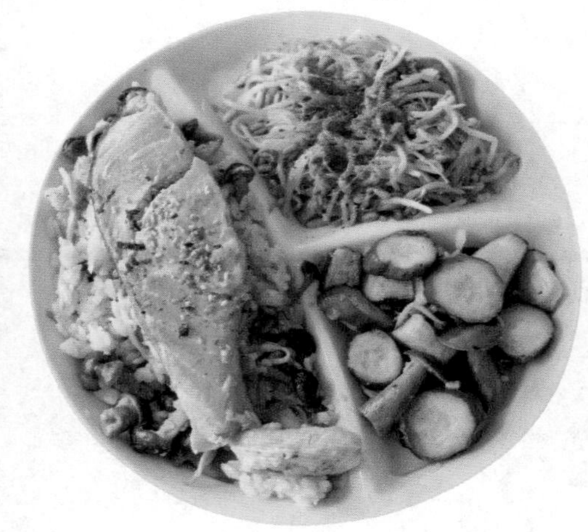

中午如果是我自己做饭，我习惯以未加工食物为主，多数会摄取白肉，像鱼肉、鸡肉，有时会改吃三文鱼、鲭鱼等富含ω-3不饱和脂肪酸的蛋白质，并配上大量的蔬菜。

我最喜欢吃饱腹感强的西蓝花以及各种有机蔬菜。主食部分也以未加工食物优先，可选择红薯、大米、南瓜、意大利面、墨西哥卷饼或面包等。我不会特别限制自己不能吃什么，但是什么都不会吃过量。

下午茶时间我会安排点心，热量在200千卡左右，例如蛋白质点心、蛋白质棒或蛋白质燕麦片加香蕉。睡前如果还有饥饿感，我会再喝一杯营养蛋白饮或是胶原蛋白饮。

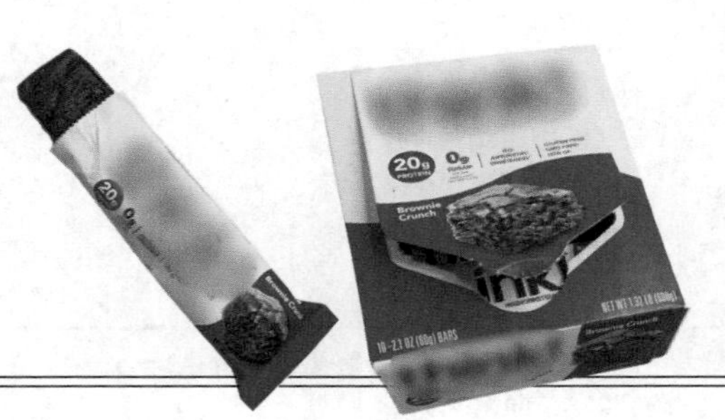

21天自煮×外食搭配计划

外食7天 第1周

	day 1	day 2	day 3
早餐	温泉玉子蛋＋ 鸡肉饭团＋无糖黑豆浆 热量[1]447千卡	凯萨风味鸡肉 奶酪堡＋中杯冰拿铁 热量 497千卡	星巴克田园鸡肉 帕尼尼＋冰美式 热量 511千卡
午餐	赛百味 6英寸[2]香烤鸡肉三明治 （不加酱料） 热量 291千卡	水煮鸡胸套餐 （3样不油蔬菜、少饭） 热量 500千卡	野菜沙拉＋ 无糖豆浆＋ 溏心蛋饭团 热量 459千卡
下午点心	泡菜粉丝 热量 165千卡	100克小番茄 热量 18千卡	和风海藻沙拉 热量 32千卡
晚餐	缤纷鲜蔬 烤鸡沙拉便当＋ 无糖高纤豆浆 热量 555千卡	姜烧珍珠堡＋ 夏威夷沙拉 热量 443千卡	明太子三文鱼饭团＋ 智利三文鱼味噌汤 热量 462千卡
总热量	**1458千卡**	**1458千卡**	**1464千卡**
运动	臀		背

注：①热量仅为参考，请以实际购买物品营养标签为主
②6英寸约为15.2厘米

如何使用本表

我将基础代谢设定在1500千卡，使用时请依照自己的需求增减，可参照第24页介绍的TDEE计算公式，推算出自己增肌或减脂时每日需要摄取的热量。以下是3周的饮食搭配，皆可自行混搭，可外食、可自己做，只要三餐加起来的总热量符合自己的目标热量设定即可。

day 4	day 5	day 6	day 7
冰烤红薯＋ 温泉玉子蛋 热量 304千卡	鲜蔬烤鸡三明治＋ 无糖高纤豆浆 热量 475千卡	腿排佛卡夏＋ 澳洲小拿铁 热量 425千卡	早餐里脊蛋饼 ＋益生菌豆浆 热量 363千卡
水煮鸡胸套餐 （3样不油蔬菜、少饭） 热量 500千卡	赛百味 6英寸嫩切鸡柳三明治 （不加酱料） 热量 284千卡	红烧牛肉面＋ 无糖绿茶 热量 476千卡	卤鸡腿套餐 （3样不油蔬菜、少饭） 热量 500千卡
1颗手掌大的苹果 （约115克） 热量 52千卡	蔬菜沙拉 热量 89千卡	1根香蕉 （约100克） 热量 90千卡	温泉玉子蛋 热量 106千卡
卤味什蔬＋ 泡菜烧肉饭团 热量 488千卡	麦当劳意式 烤鸡沙拉＋汉堡 热量 515千卡	麦当劳双层牛肉 吉士堡＋无糖绿茶 热量 465千卡	意式嫩鸡菜花饭＋ 盐曲鸡腿温沙拉 热量 472千卡
1344千卡	**1363千卡**	**1456千卡**	**1441千卡**

核心

外食7天 第2周

	day1	day2	day3
早餐	明太子饭团＋ 无糖高纤豆浆 热量 374千卡	100克红薯＋ 2颗茶叶蛋 热量 297千卡	凯萨风味鸡肉奶酪堡 ＋美式咖啡 热量 347千卡
午餐	吉野家鸡牛双拼饭 热量 679千卡	缤纷鲜蔬烤鸡便当＋ 无糖高纤豆浆 热量 536千卡	麦当劳嫩煎鸡腿堡 ＋无糖绿茶 热量 363千卡
下午点心	100克小番茄 热量 18千卡	1个手掌大苹果 （约115克） 热量 52千卡	无糖酸奶 热量 121千卡
晚餐	赛百味6英寸香烤鸡肉三明治 （不加酱料） 热量 291千卡	松露烤鸡意大利面 热量 510千卡	帕玛森肉酱 意大利面 热量 561千卡
总热量	**1362千卡**	**1395千卡**	**1392千卡**
运动	臀	背	核心

day4	day5	day6	day7
蛋沙拉三明治+中杯冰拿铁咖啡 热量 433千卡	溏心蛋饭团+无糖高纤豆浆 热量 361千卡	星巴克香料烤鸡三明治+美式咖啡 热量 329千卡	麦当劳猪肉玛芬加蛋+美式咖啡 热量 442千卡
赛百味6英寸嫩切鸡柳三明治（不加酱料） 热量 284千卡	星巴克烟熏牛肉三明治 燕麦奶咖啡中杯 热量 367千卡	经典便当 热量 583千卡	赛百味6英寸鲔鱼潜艇堡（不加酱料） 热量 345千卡
和风海藻沙拉 热量 32千卡	1颗茶叶蛋 热量 77千卡	1个手掌大苹果（约115克） 热量 52千卡	1根香蕉（约100克） 热量 90千卡
盐烤烧肉双拼便当+无糖酸奶 热量 594千卡	吉野家小份鸡肉饭 热量 567千卡	意式香草鸡胸+卤味什蔬 热量 441千卡	麦当劳双层牛肉吉士堡+无糖可乐 热量 465千卡
1343千卡	**1372千卡**	**1405千卡**	**1342千卡**

自煮搭配7天 第3周

	day1	day2	day3
早餐	雀儿招牌肉松 厚蛋三明治 热量 446千卡 → P106	鲔鱼沙拉 水煮蛋三明治 热量 343千卡 → P103	蔬菜奶酪厚蛋饼 热量 385千卡 → P99
午餐	奶酪鸡胸 牛油果红薯船 热量 497千卡 → P111	牛油果 低脂鸡肉汉堡 热量 510千卡 → P123	浓郁牛油果 意大利面 热量 447千卡 → P129
下午点心	热带芒果 奇亚籽布丁 热量 117千卡 → P91	香蕉可可 奇亚籽布丁 热量 210千卡 → P92	桃红派对 奇亚籽布丁 热量 184千卡 → P92
晚餐	莎莎鸡胸 意大利面 热量 492千卡 → P124	三文鱼藜麦便当 热量 438千卡 → P133	南瓜茄豆佛陀碗 热量 556千卡 → P154
总热量	**1552千卡**	**1501千卡**	**1572千卡**
运动	臀		背

day4	day5	day6	day7
高蛋白 芋泥松饼 热量 506千卡 → P93	美白蔓越莓 酸奶果昔 热量 417千卡 → P79	巧克力 香蕉果昔 热量 331千卡 → P65	滋养牛油果 果昔 热量 431千卡 → P69
虾仁毛豆 藜麦蛋炒饭 热量 490千卡 → P152	味噌鸡胸 藜麦饭便当 热量 557千卡 → P145	三文鱼菌菇 意面 热量 462千卡 → P130	鲔鱼沙拉 笔管面 热量 563千卡 → P127
—	—	绿色排毒 高纤果昔 热量 248千卡 → P61	椰奶咖啡 热量 179千卡 → P74
葱烧罗非鱼 鲜蔬蛋炒饭 热量 506千卡 → P138	辣味鸡胸 姜黄奶酪笔管面 热量 541千卡 → P142	低脂奶香 虾仁意面 热量 462千卡 → P160	藜麦青柠鸡腿 米汉堡 热量 412千卡 → P149
1502千卡	**1515千卡**	**1503千卡**	**1585千卡**

核心

Chapter 03

开始实践快乐减脂计划吧

Think about what you really want .

Just do it just keep going !

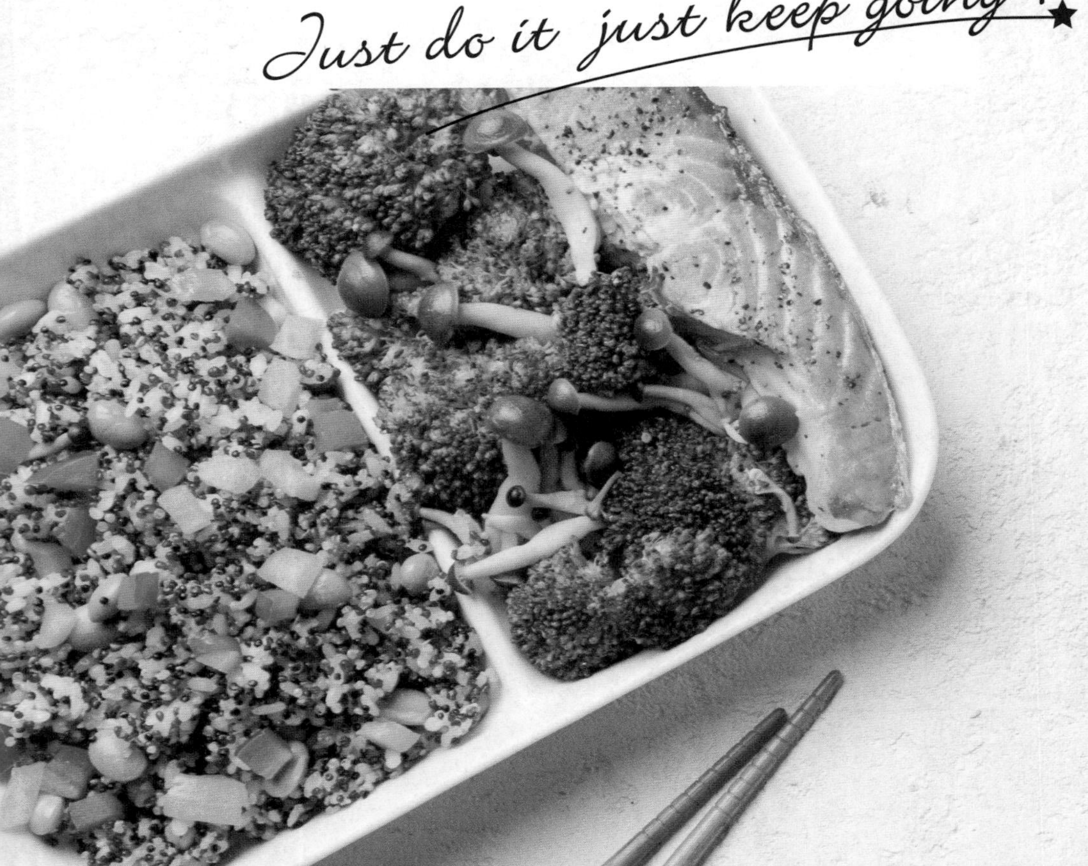

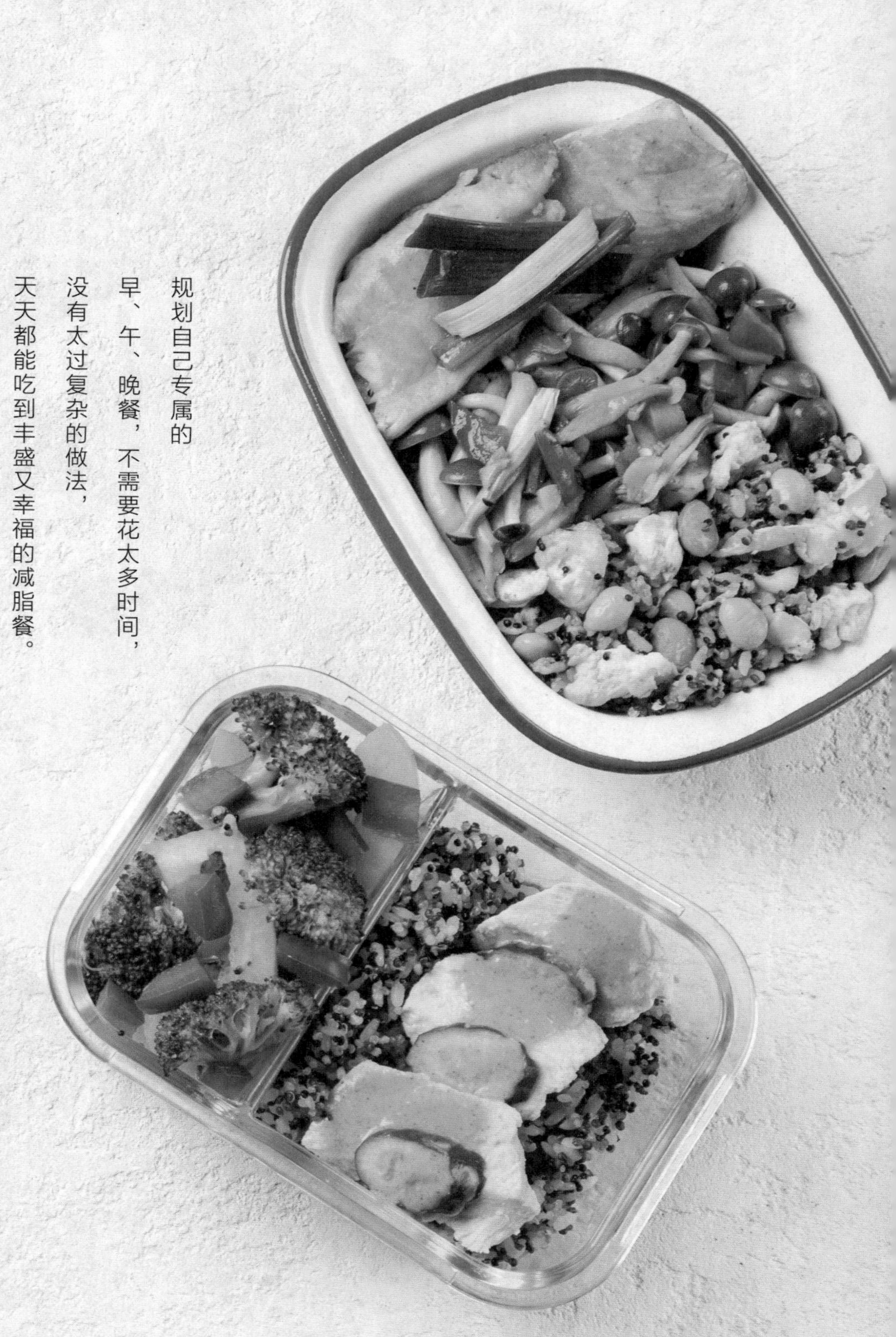

规划自己专属的
早、午、晚餐，不需要花太多时间，
没有太过复杂的做法，
天天都能吃到丰盛又幸福的减脂餐。

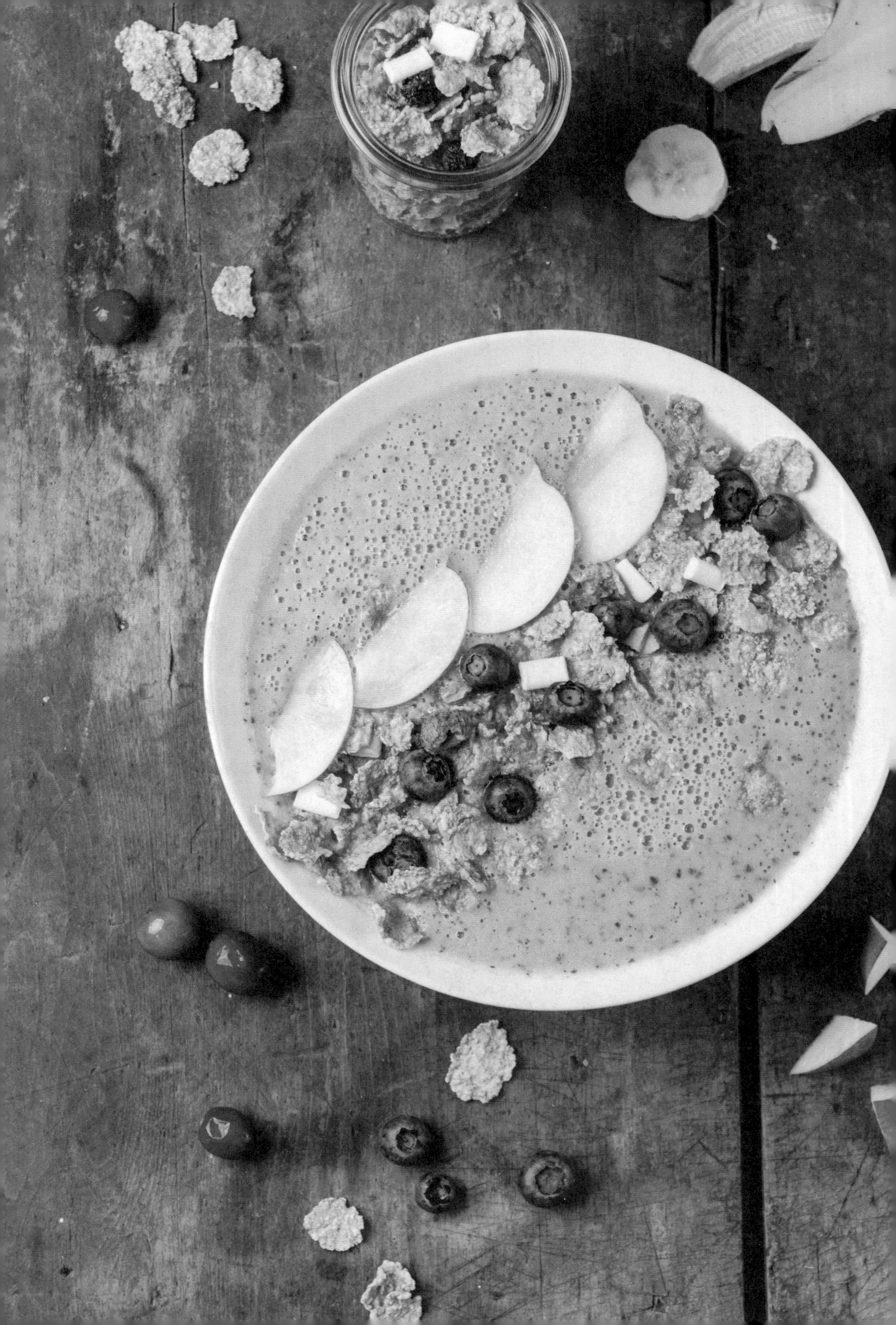

元气十足清爽早午餐

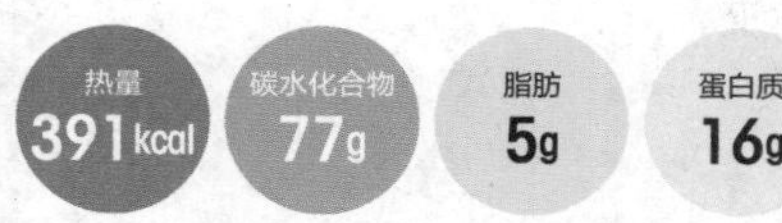

抗氧化缤纷莓果果昔

材料

- 有机综合莓果…100克
- 香蕉…60克
- 桃子…100克
- 蛋白粉…30克
- 玛咖粉…10克
- 有机奇亚籽…10克
- 燕麦片…20克
- 零卡糖…少许
- 蓝莓…少许

做法

1 有机综合莓果、蓝莓分别洗净；香蕉去皮，切块；桃子洗净、去核，切片。

2 果汁机中加入400毫升水，再依序放入处理好的有机综合莓果、香蕉块、一半的桃子片、蛋白粉、玛咖粉和有机奇亚籽，加入零卡糖，用果汁机搅打均匀即可。

3 打好的果昔倒入碗中，将剩下的桃子片铺在果昔上，撒上燕麦片与蓝莓点缀即可。

Note 雀儿料理笔记

打完的果昔富含多种维生素，最好在15分钟内喝完，不然燕麦片会变得太软，营养素也会因氧化而加速流失。

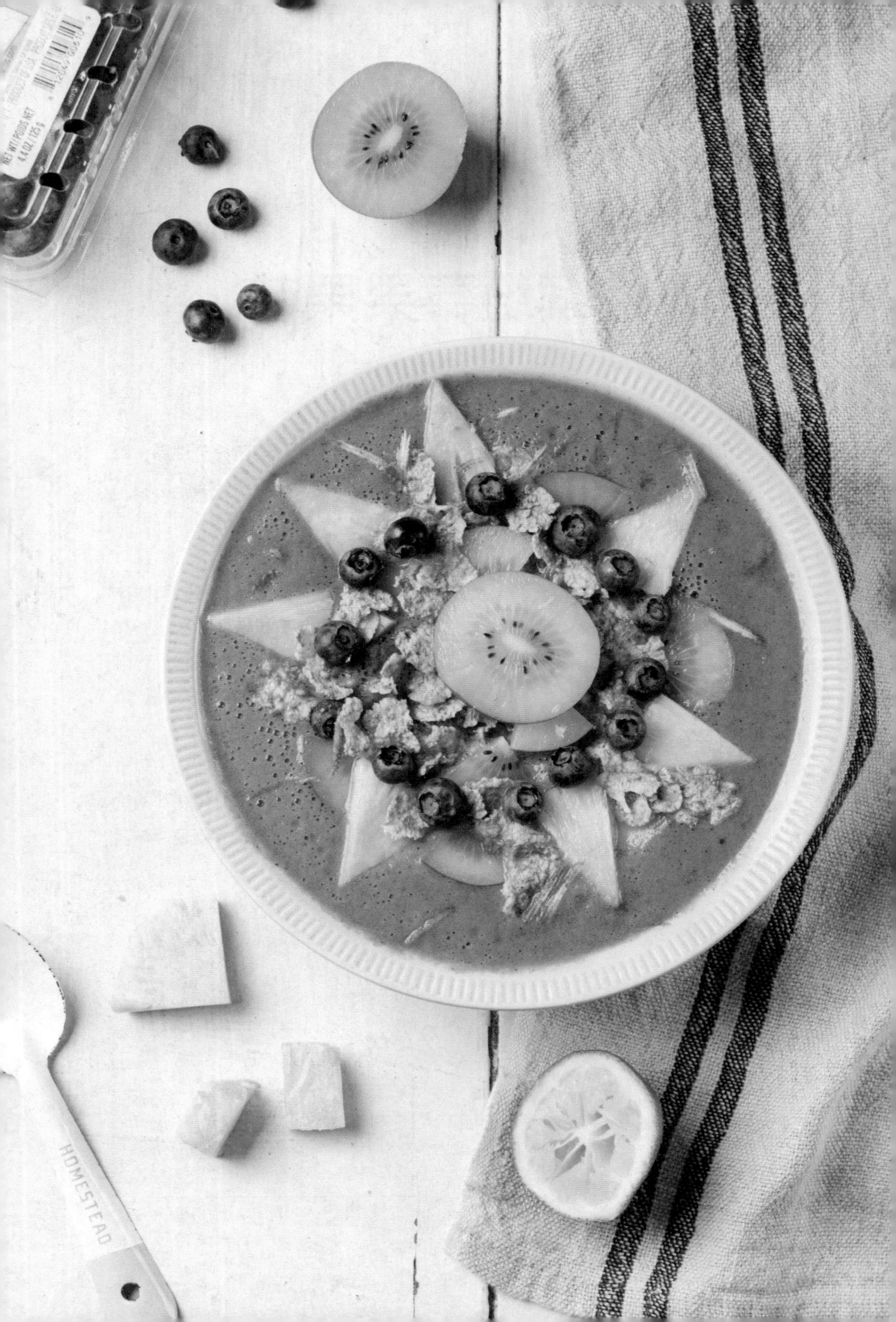
HOMESTEAD

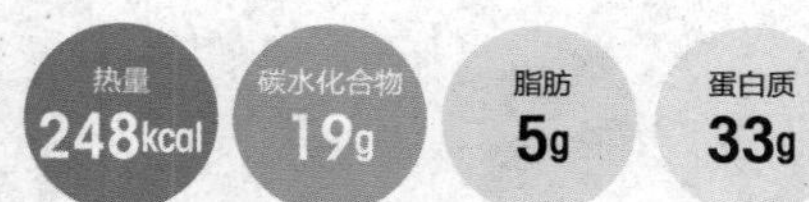

绿色排毒高纤果昔

材料

- 小黄瓜…50克
- 有机小松菜…50克
- 菠萝…50克
- 猕猴桃…35克
- 蛋白粉（香草口味为佳）…30克
- 螺旋藻粉…10克
- 有机奇亚籽…10克
- 零卡糖…少许
- 燕麦片…少许
- 蓝莓…少许

做法

1 蓝莓、小黄瓜、有机小松菜、猕猴桃洗净；菠萝去皮，切片，留出一部分备用；猕猴桃去皮，切片，留出一部分备用。

2 果汁机中加入400毫升水，依序放入处理好的小黄瓜、有机小松菜、菠萝片、猕猴桃片、蛋白粉、螺旋藻粉及有机奇亚籽，加入零卡糖，用果汁机搅打均匀即可。

3 打好的果昔倒入碗中，放上之前留出的菠萝片、猕猴桃片燕麦片与蓝莓点缀即可。

Note 雀儿料理笔记

- 小黄瓜和猕猴桃都含有维生素C，可让皮肤更透亮。本果昔含有丰富的膳食纤维，还可改善排便不畅的状况。
- 享用时若觉得太甜，可将水果量减少，但一定要放蛋白粉，保证碳水化合物与蛋白质比例不失衡，避免血糖快速上升。

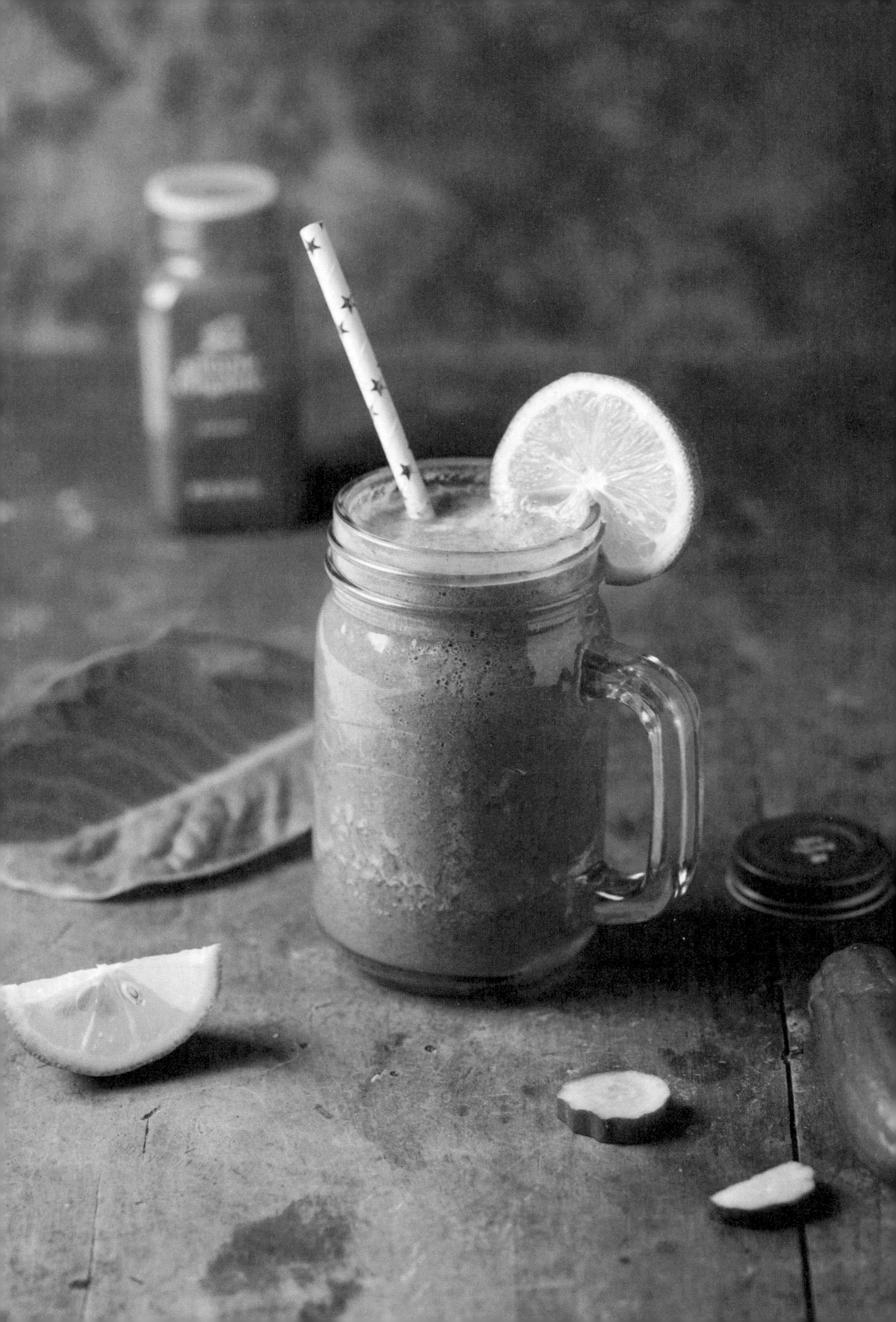

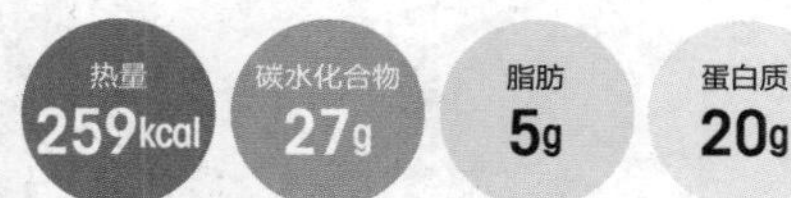

绿色能量代谢果汁

材料

- 菠菜…100克
- 柠檬汁…适量
- 蛋白粉…35克
- 膳食纤维粉…10克
- 辣椒粉…少许
- 螺旋藻粉…10克
- 有机奇亚籽…10克
- 零卡糖…少许

做法

1. 菠菜择洗干净，切段。
2. 果汁机中加入350毫升水，依序放入处理好的菠菜段、柠檬汁、蛋白粉、膳食纤维粉、辣椒粉、螺旋藻粉及有机奇亚籽。
3. 加入零卡糖，用果汁机搅打均匀，倒入杯中即可。

Note 雀儿料理笔记

这是我很喜欢的果汁。辣椒粉、柠檬汁和菠菜的组合，是不是让人耳目一新？！相信大家绝对会爱上它的奇妙滋味。这是一款无负担且对身体非常有益的果汁。菠菜富含维生素C和胡萝卜素，有益视力；辣椒粉可提升代谢、对心脏有益，还具有消炎和排毒的功效。如家中没有零卡糖，也可用蜂蜜代替。

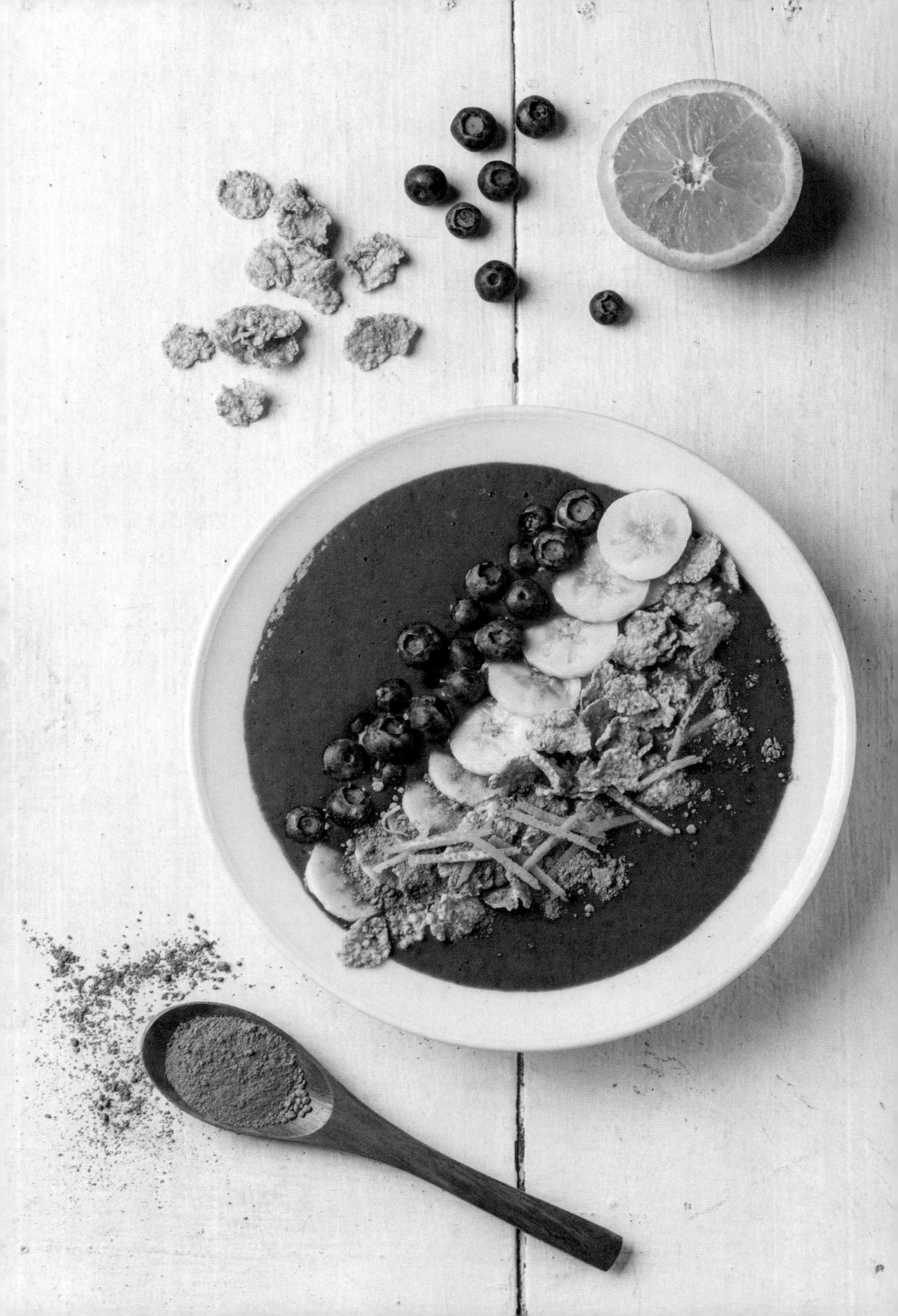

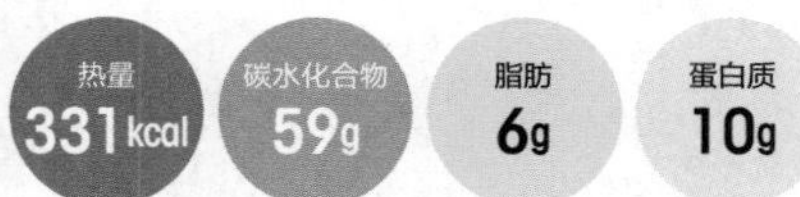

巧克力香蕉果昔

材料

- 香蕉…120克
- 蓝莓…100克
- 可可粉…15克
- 膳食纤维粉…10克
- 蛋白粉…30克
- 有机奇亚籽…10克
- 无糖杏仁奶…100毫升
- 肉桂粉…少许
- 燕麦片…10克
- 零卡糖…少许
- 有机橘皮…少许

做法

1. 有机橘皮洗净；香蕉去皮、切片留出一部分备用；蓝莓洗净，留出一部分备用。
2. 果汁机中加入350毫升水，依序放入香蕉片、蓝莓、可可粉、膳食纤维粉、蛋白粉、有机奇亚籽、无糖杏仁奶及肉桂粉，加入零卡糖，用果汁机搅打至质地丝滑。
3. 打好的果昔倒入碗中，在果昔上铺上留出的香蕉片、蓝莓、燕麦片，撒上少许有机橘皮即可。

Note 雀儿料理笔记

- 这道果昔的味道大人小孩都很喜欢，记得可可粉一定要选择有机的，这样才能发挥最佳的抗老化效果！这道果昔适合早上起床时食用，空腹是吸收营养的黄金时刻。
- 做果昔时水量的拿捏非常重要，若打得太稀，装饰的水果片会沉下去，口感也会差很多，相信大家多做几次就能够找到感觉！

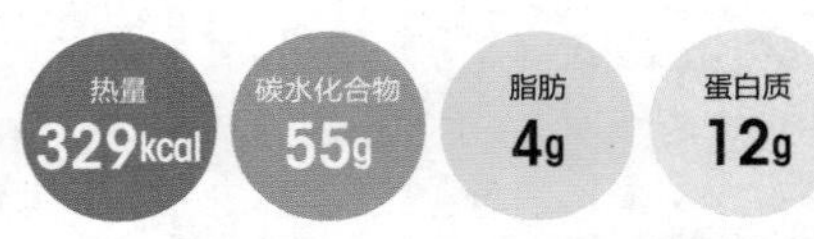

热带水果果昔

材料

- 香蕉…60克
- 芒果…60克
- 菠萝…50克
- 膳食纤维粉…10克
- 蛋白粉…30克
- 有机奇亚籽…10克
- 椰子水…300毫升
- 零卡糖…少许
- 葡萄…少许

做法

1 葡萄洗净；菠萝洗净，去皮，切块；芒果洗净，去皮、核，切丁，留出一部分备用；香蕉去皮，切片，取一大片切丝备用。

2 果汁机中加入椰子水，依序放入香蕉片、芒果丁、菠萝块、膳食纤维粉、蛋白粉、有机奇亚籽，加入零卡糖，用果汁机搅打至质地丝滑。

3 打好的果昔倒入杯中，在果昔上放上香蕉丝、芒果丁和葡萄即可。

Note 雀儿料理笔记

- 这道果昔结合了菠萝、椰子、芒果、香蕉的香气，让你感觉置身岛屿度假，非常适合假日和家人与朋友一起享用！
- 菠萝含丰富的膳食纤维，芒果含有类胡萝卜素和维生素C，可以抗氧化。有些人可能会对芒果过敏，食用前要多加注意。这道果昔糖分含量较高，很适合运动后饮用，能够快速地补充体力。

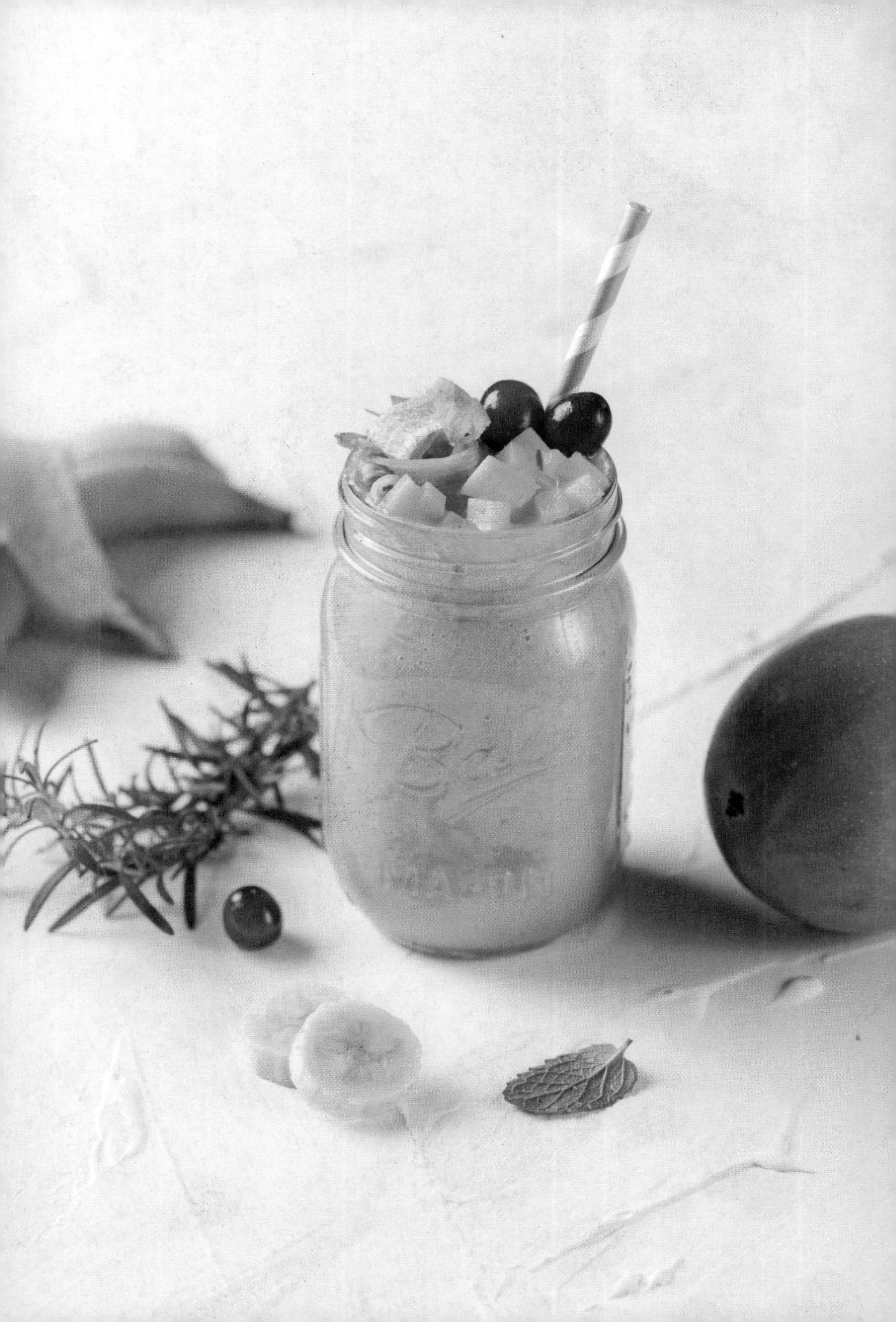

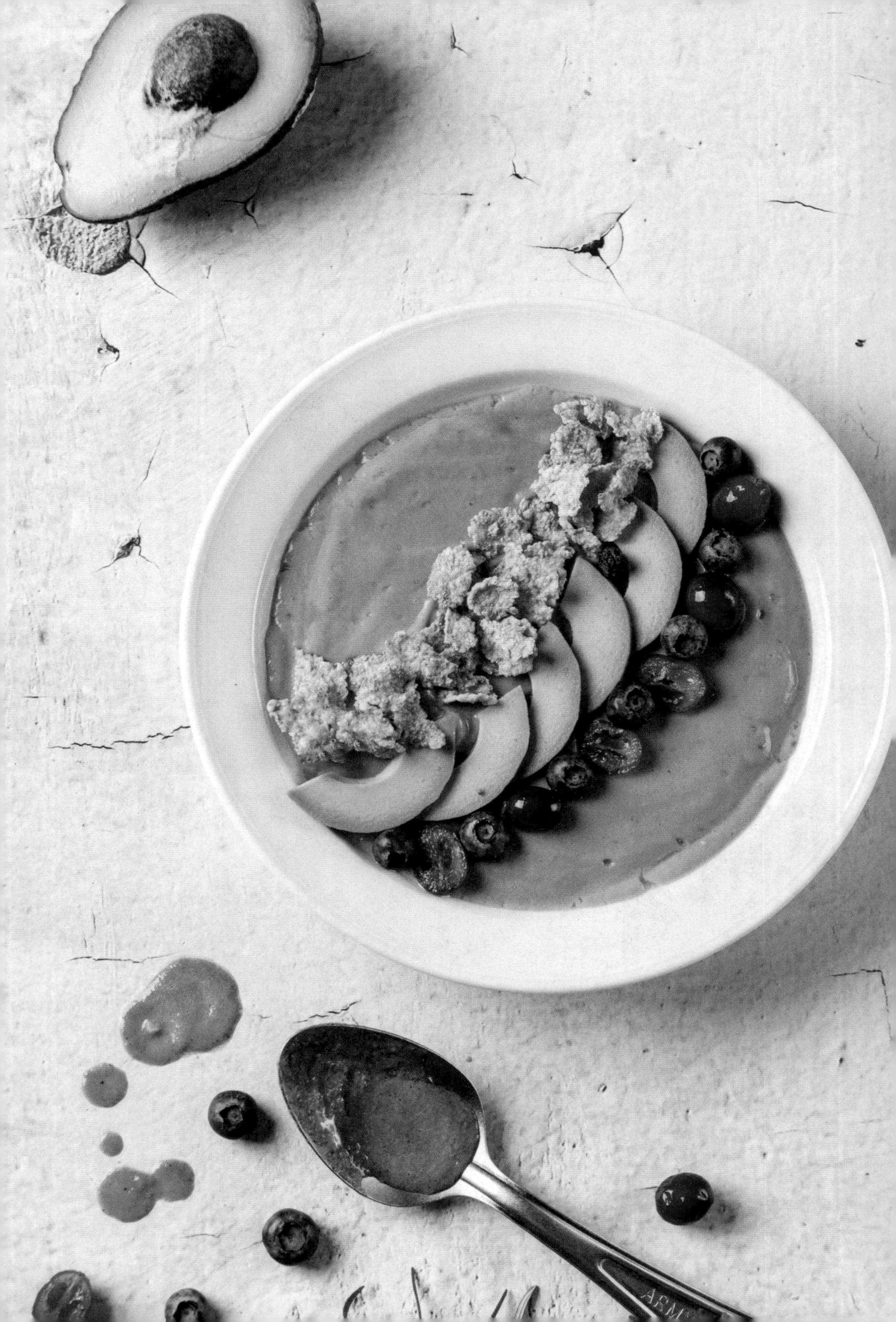

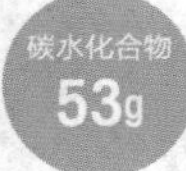

脂肪 16g

蛋白质 15g

滋养牛油果果昔

材料

- 有机冷冻莓果…60克
- 香蕉…60克
- 牛油果…60克
- 膳食纤维粉…10克
- 蛋白粉…30克
- 有机奇亚籽…10克
- 无糖杏仁奶…200毫升
- 燕麦片…10克
- 零卡糖…少许

做法

1 香蕉去皮、切块；牛油果去皮、核，切片，留出一部分备用。

2 果汁机中加入150毫升水和无糖杏仁奶，依序放入大部分有机冷冻莓果、香蕉块、牛油果片、膳食纤维粉、蛋白粉、有机奇亚籽，加入零卡糖，用果汁机搅打至质地丝滑。

3 打好的果昔倒入碗中，在果昔上铺上留出的牛油果片、有机冷冻莓果、燕麦片以增添口感。

Note 雀儿料理笔记

喜欢牛油果的人千万不能错过这道果昔！我小时候就超喜欢喝牛油果牛奶，这道牛油果果昔添加了杏仁奶、有机冷冻莓果、香蕉，喝起来更有层次，材料缺一不可！牛油果含有丰富的不饱和脂肪酸，对人体健康有益。早餐食用本果昔健康满分，有助于开启一整天的好心情！

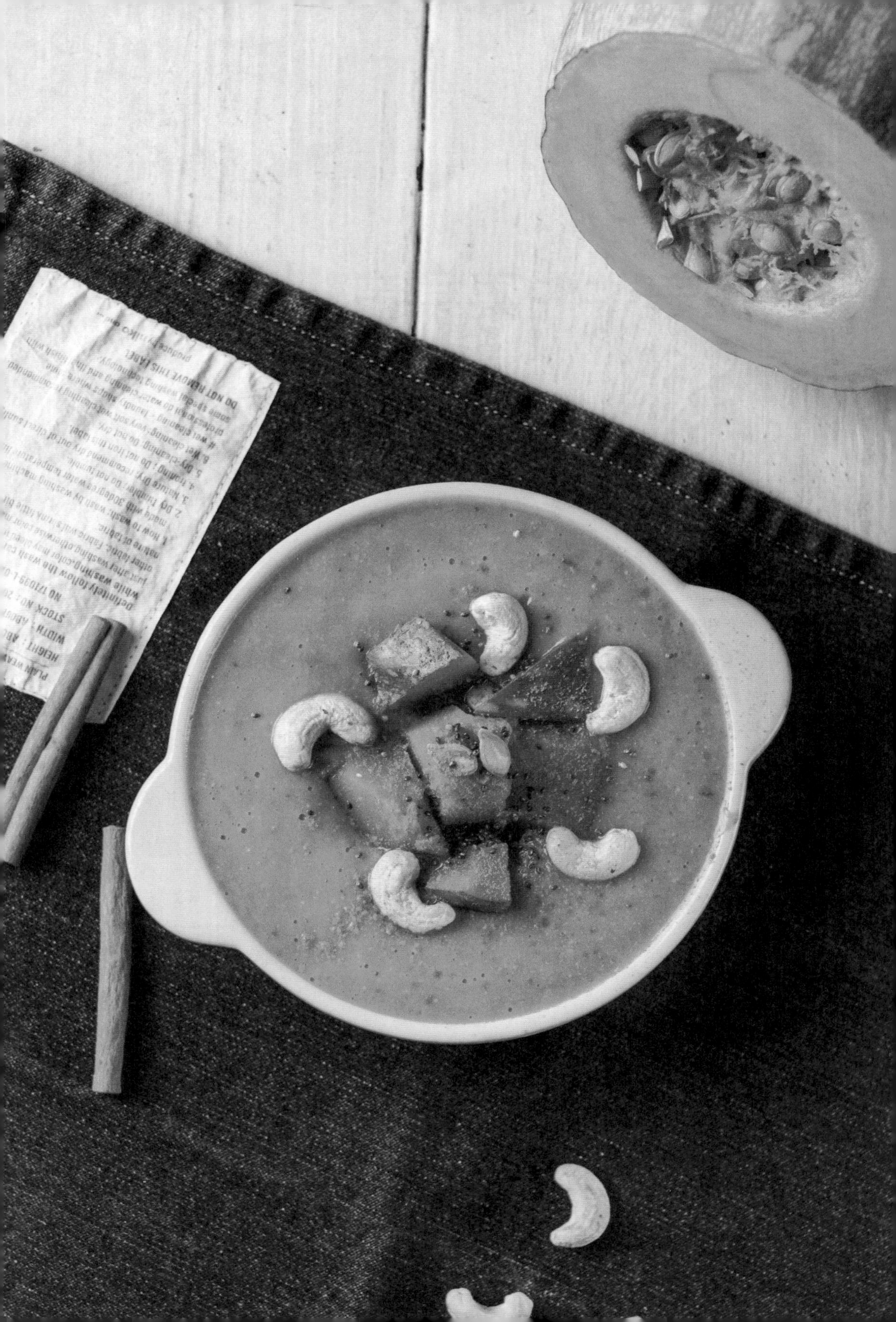

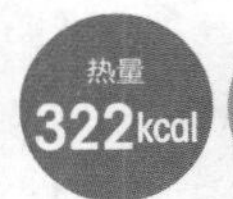

碳水化合物 38g | 脂肪 12g | 蛋白质 15g

暖心南瓜果昔

材料

- 南瓜…200克
- 肉桂粉…适量
- 蛋白粉…30克
- 膳食纤维粉…10克
- 腰果…20克
- 无糖杏仁奶…200毫升
- 零卡糖…少许

做法

1 将南瓜洗净，蒸熟，去子，带皮切成块，留出几块备用，其余放入果汁机中。果汁机中加入无糖杏仁奶、水，高度以刚好盖过南瓜为准。

2 再放入蛋白粉、膳食纤维粉、大部分腰果、肉桂粉、零卡糖用果汁机搅打至质地丝滑。

3 打好的果昔倒入碗中，放上剩余的南瓜块、腰果即可。

Note 雀儿料理笔记

这道果昔可以做成热的，也可以喝冰的。如果想喝冰的，可以在前一天把南瓜蒸好，放入冰箱冷藏，无糖杏仁奶和水也提前放入冰箱冷藏，反之亦然。温热的果昔非常适合在冷冷的秋冬享用，香香甜甜，肉桂粉提味的同时，让身心都暖了起来。

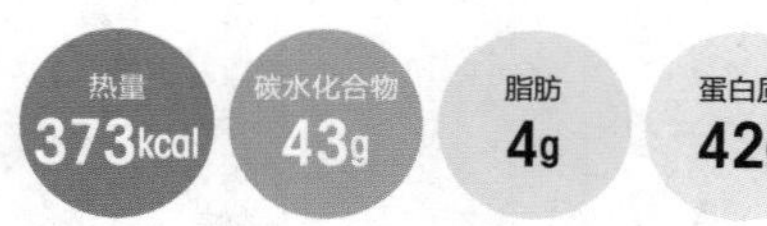

木瓜苹果高蛋白果昔

材料

- 木瓜…200克
- 苹果…70克
- 蛋白粉…30克
- 胶原蛋白粉…30克
- 膳食纤维粉…10克
- 有机奇亚籽…10克
- 零卡糖…少许

做法

1 苹果洗净，去核，切块；木瓜洗净去子后，将一部分果肉切丁备，剩余的连皮切成块状放入果汁机。

2 果汁机中加入水，以高度刚好盖过木瓜为准，再放入苹果块、蛋白粉、胶原蛋白粉、膳食纤维粉、有机奇亚籽、零卡糖，用果汁机搅打至质地丝滑。

3 打好的果昔倒入杯中，放上留出的木瓜丁即可。

Note 雀儿料理笔记

这道果昔含优质蛋白质，减重期补充蛋白质是非常重要的。其中苹果和木瓜还能帮助胶原蛋白的吸收，健康又养颜美容，每次喝完都觉得身体备受宠爱。

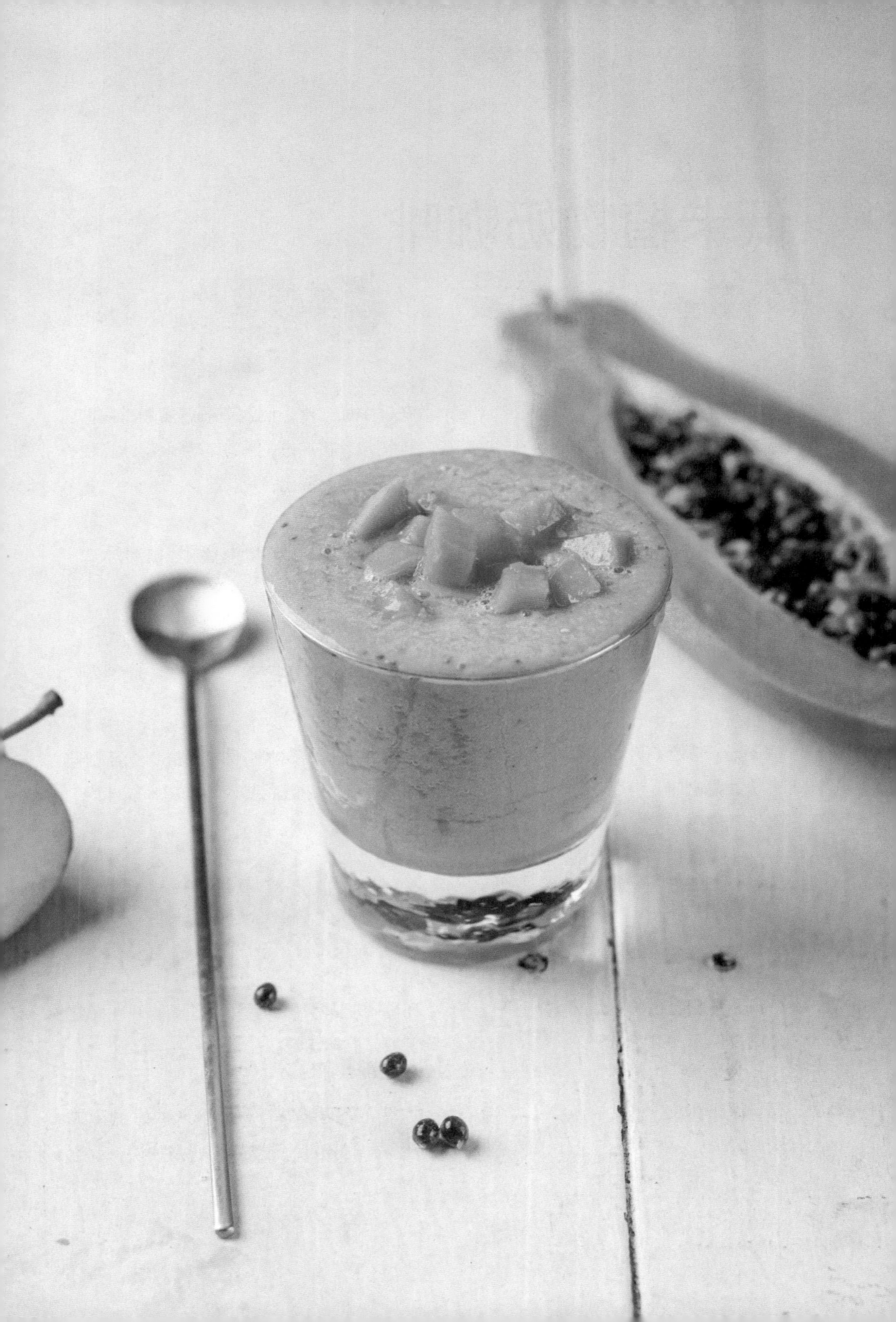

低卡植物奶咖啡

① 咖啡冰块杏仁奶

热量 50kcal　碳水化合物 4g　脂肪 3g　蛋白质 2g

材料

- 有机速溶咖啡…5克
- 无糖杏仁奶…240毫升
- 零卡糖…少许

做法

1 在杯中加入水，倒入有机速溶咖啡粉，搅拌均匀。将冲好的黑咖啡倒入制冰盒中，冷藏一晚，取出备用。

2 无糖杏仁奶中放入5~6颗黑咖啡冰块，再加入零卡糖即可。

② 椰奶咖啡

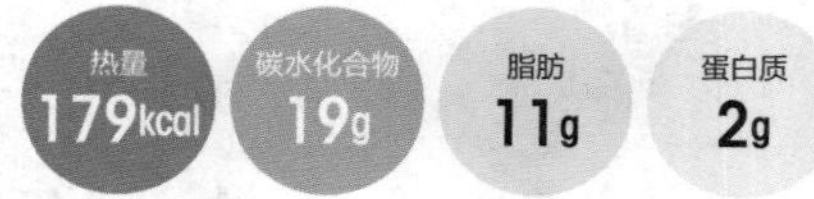

材料

- 椰子粉…2包（每包15克）
- 有机速溶咖啡…5克
- 零卡糖…少许

做法

在杯中加入热水，倒入有机速溶咖啡粉、椰子粉，最后加入零卡糖，搅拌均匀即可。

③ 渐层杏仁奶咖啡

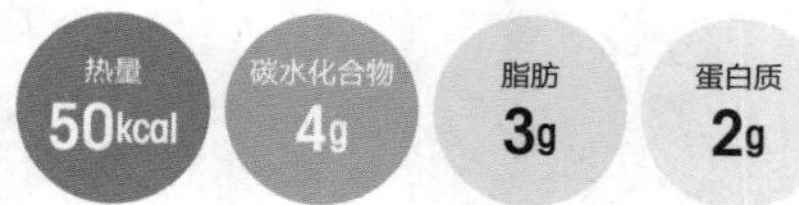

材料

- 有机速溶咖啡粉…5克
- 无糖杏仁奶…240毫升
- 冰块…适量
- 零卡糖…少许

做法

1 在杯中加入水，倒入有机速溶咖啡粉和零卡糖，搅拌均匀。

2 另取一透明玻璃杯，先倒入冲好的黑咖啡，再缓慢倒入无糖杏仁奶及冰块，就完成了。

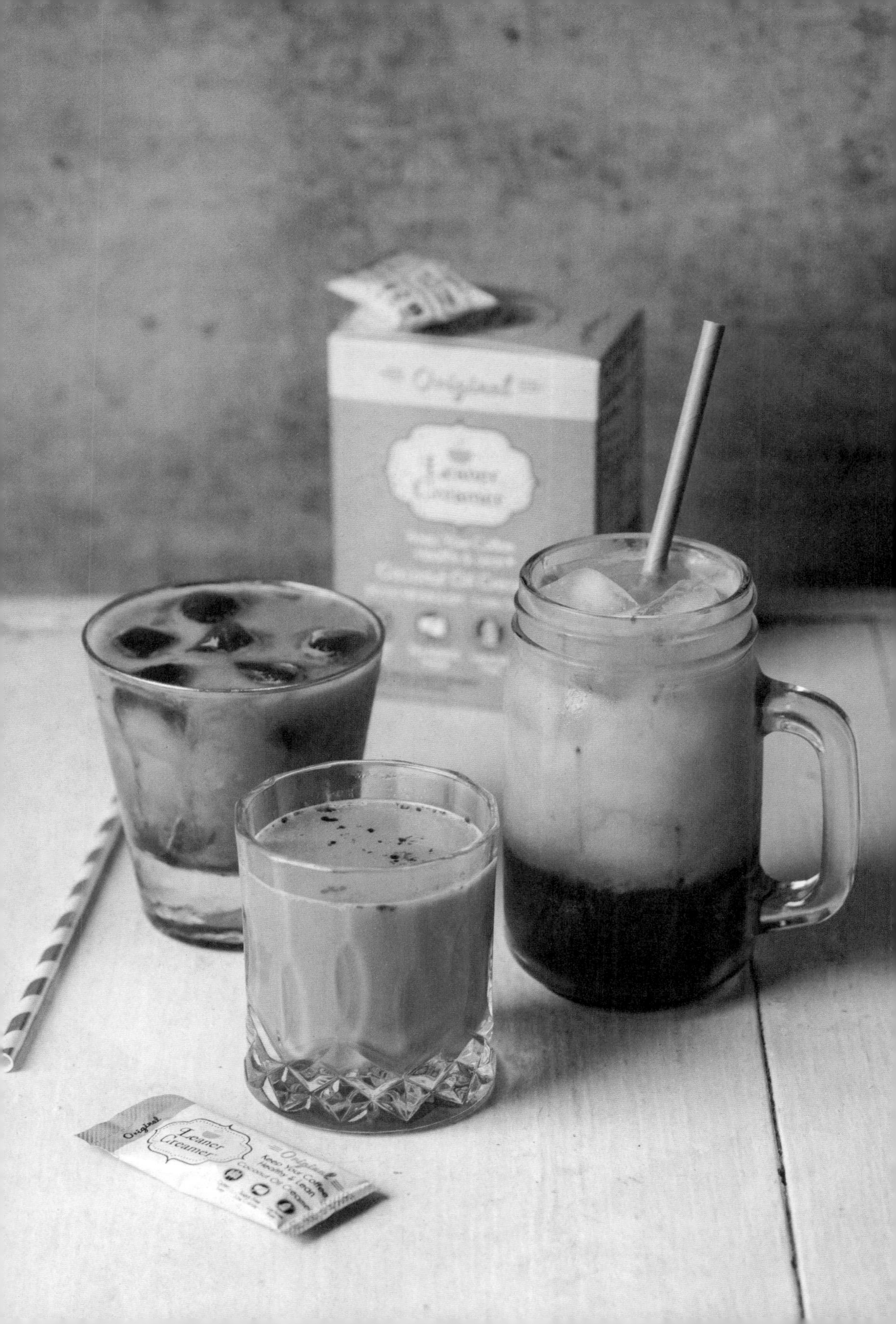
Original
Leaner Creamer
Original
Leaner Creamer
Keep Your Coffee
Healthy & Lean

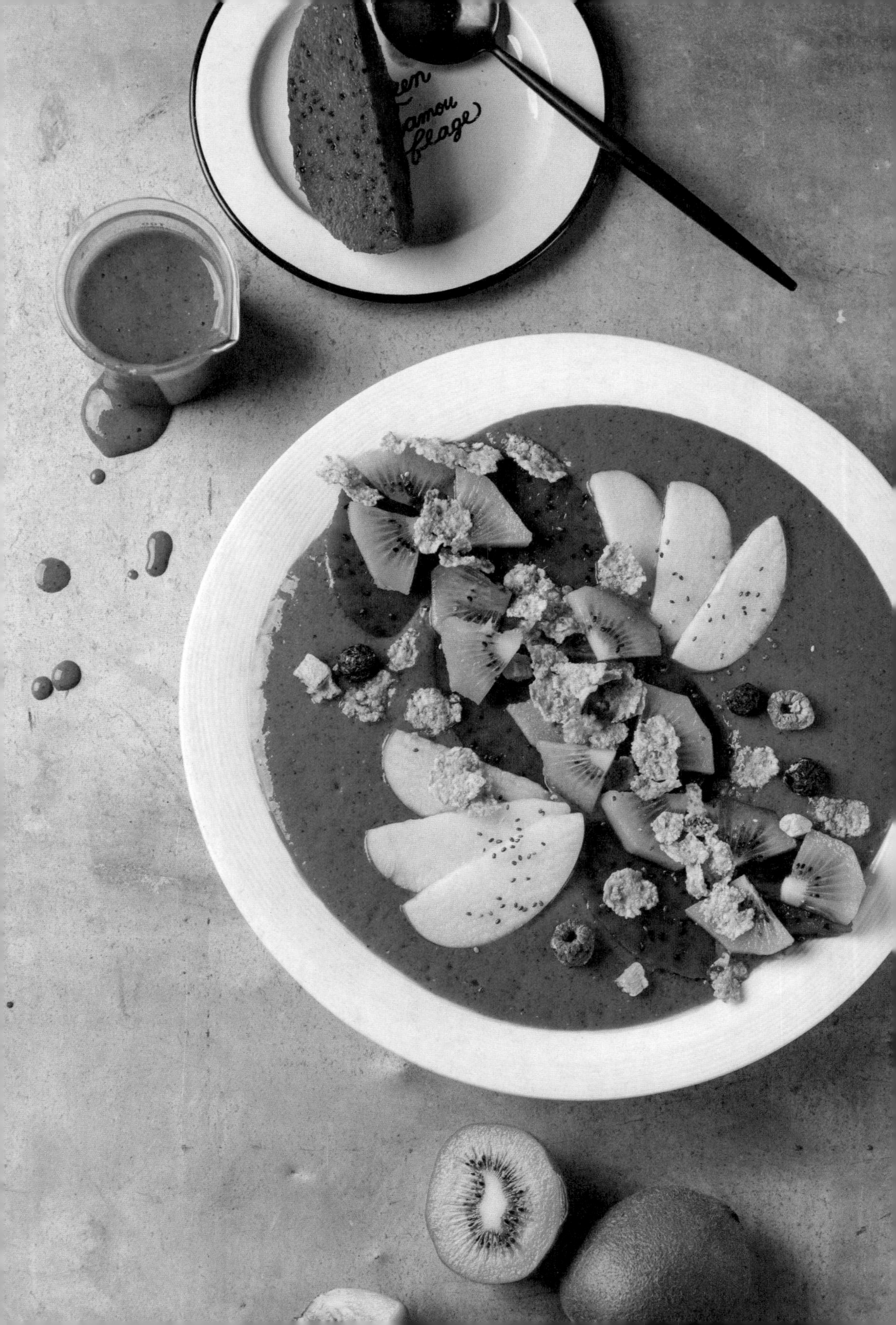

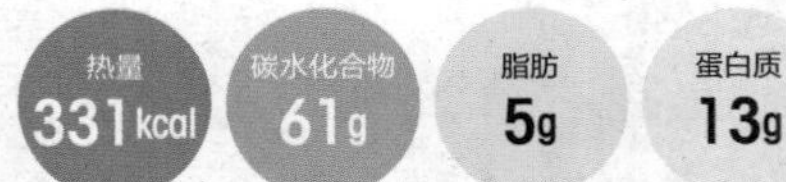

桃红惊奇莓果果昔

材料

- 红心火龙果…100克
- 猕猴桃…65克
- 有机冷冻莓果…100克
- 蛋白粉…30克
- 有机奇亚籽…10克
- 苹果…60克
- 燕麦片…适量
- 零卡糖…少许

做法

1 红心火龙果去皮，切片；猕猴桃去皮，切片；苹果洗净去皮、核，切片。上述果片各留出一部分最后装饰用。

2 果汁机中加入水，依序放入红心火龙果片、猕猴桃片、大部分有机冷冻莓果、蛋白粉、有机奇亚籽、零卡糖，用果汁机搅打至质地丝滑。

3 打好的果昔倒入碗中，铺上留出的红心火龙果片、苹果片、猕猴桃片、燕麦片、冷冻有机莓果，以增添口感。

Note 雀儿料理笔记

这道果昔富含抗氧化的花青素，做好后请于15分钟内喝完，以免丰富的维生素和营养物质氧化。

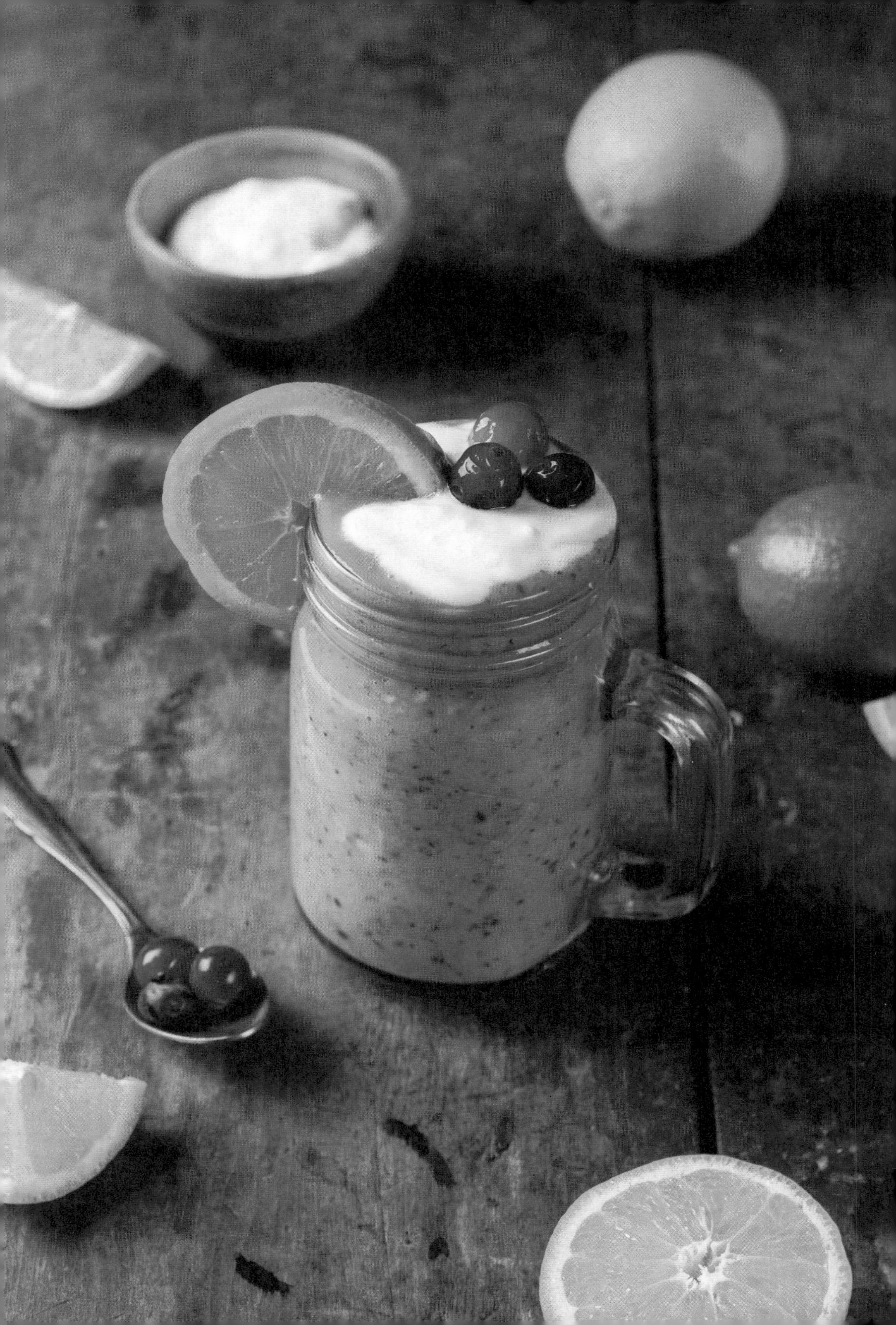

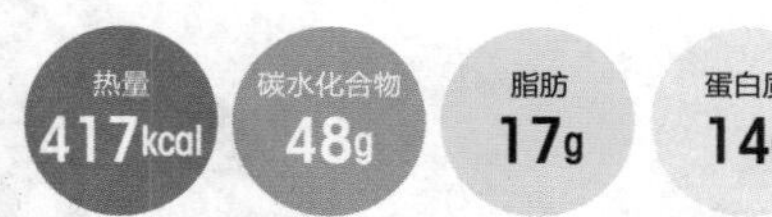

美白蔓越莓酸奶果昔

材料

- 无糖希腊酸奶…150毫升
- 冷冻蔓越莓…100克
- 苹果…60克
- 橙子…40克
- 蛋白粉…30克
- 膳食纤维粉…10克
- 零卡糖…少许

做法

1 苹果洗净，去皮、核，切块；橙子洗净，先切一片最中心的带皮橙子片备用，其余去子，切块。

2 果汁机中加入250毫升冰水，依序放入大部分冷冻蔓越梅、苹果块、橙子块、蛋白粉、膳食纤维粉、零卡糖。

3 用果汁机均匀搅打至质地丝滑后，倒入玻璃杯中，再倒入无糖希腊酸奶做成渐层。

4 在最上层放上几颗蔓越莓和橙子片做装饰即可。

Note

雀儿料理笔记

- 蔓越莓对女性非常好，苹果和橙子含有丰富的维生素C，用无糖酸奶配上下层的甜蜜水果蔓越莓果昔，原本忧郁的心情都会变成甜蜜的粉红色。
- 一些市面上销售的希腊酸奶，碳水化合物的量比一般酸奶低，大家购买时要比较每100克的热量，尽量选择热量较低的，以免摄取过多热量。

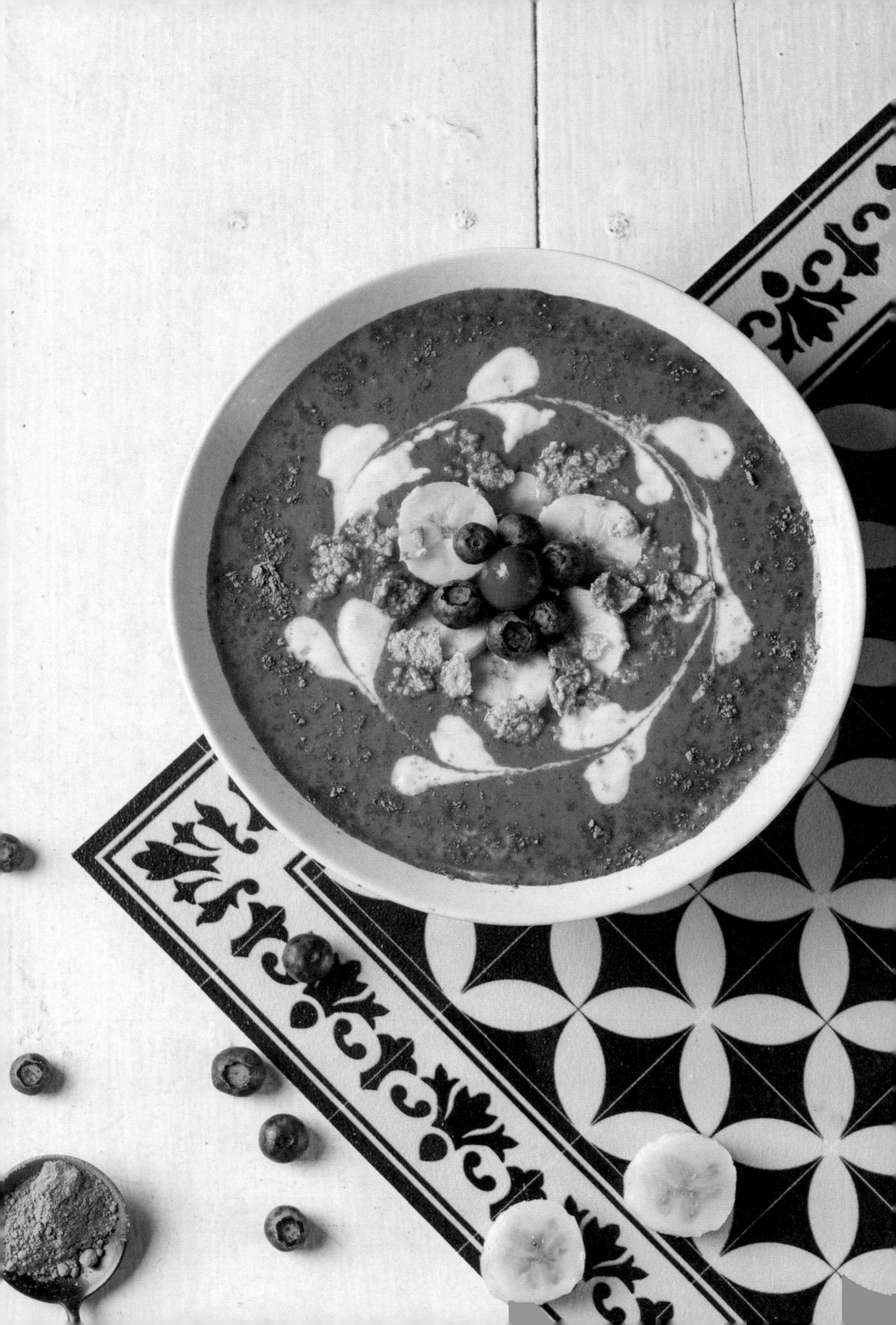

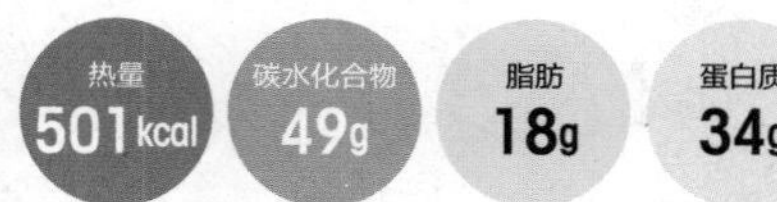

多酚莓果可可酸奶

材料

- 有机冷冻莓果…100克
- 香蕉…60克
- 蛋白粉…30克
- 膳食纤维粉…10克
- 有机可可粉…15克
- 燕麦片…10克
- 无糖希腊酸奶…150毫升
- 零卡糖…少许
- 蓝莓…少许

做法

1. 蓝莓洗净；香蕉去皮，切片，留出一部分装饰用。
2. 果汁机中加入300毫升冰水和大部分无糖希腊酸奶，依序放入有机冷冻莓果、香蕉片、蛋白粉、膳食纤维粉、有机可可粉、零卡糖。
3. 用果汁机均匀搅打至质地丝滑，倒入碗中，用剩余的无糖希腊酸奶在表面拉出爱心作装饰（取一小匙铺在表面，拿一根牙签在圆的左端画一圈到最右端，即成心形）。
4. 最后放上蓝莓、留出的香蕉片与燕麦片装饰即可。

Note
雀儿料理笔记

可可和莓果都含有丰富的多酚，建议选用未经烘焙的可可粉，其中的抗氧化成分能清除自由基、保护血管、抗炎、延缓衰老、增强免疫力。

低脂奶香花生酱燕麦粥

材料

- 燕麦片…45克
- 无糖杏仁奶…240毫升
- 香蕉…60克
- 蓝莓…适量
- 巧克力花生粉…40克
- 零卡糖…少许
- 有机冷冻莓果…1颗
- 花生米…少许

做法

1 香蕉去皮，切片；蓝莓洗净；取10克巧克力花生粉加适量水拌匀成巧克力花生酱。

2 取一汤锅，倒入燕麦片和无糖杏仁奶，边煮边搅拌。煮开后转中小火焖10分钟。中途持续搅拌，避免糊底，煮好后起锅放凉。燕麦粥放凉后，放入30克的巧克力花生粉和零卡糖，搅拌均匀。

3 花生燕麦粥盛到大碗中，放上香蕉片、蓝莓、巧克力花生酱、有机冷冻莓果、花生米即可。

Note

雀儿料理笔记

- 这道料理用去除80%脂肪的巧克力花生酱，取代传统高热量花生酱；用新鲜蓝莓取代高糖分的果酱，让我们在享受美味的同时，不用担心摄取过多的热量。
- 食用时建议搭配水煮蛋或一片鸡胸肉，可平衡蛋白质与碳水化合物的比例。

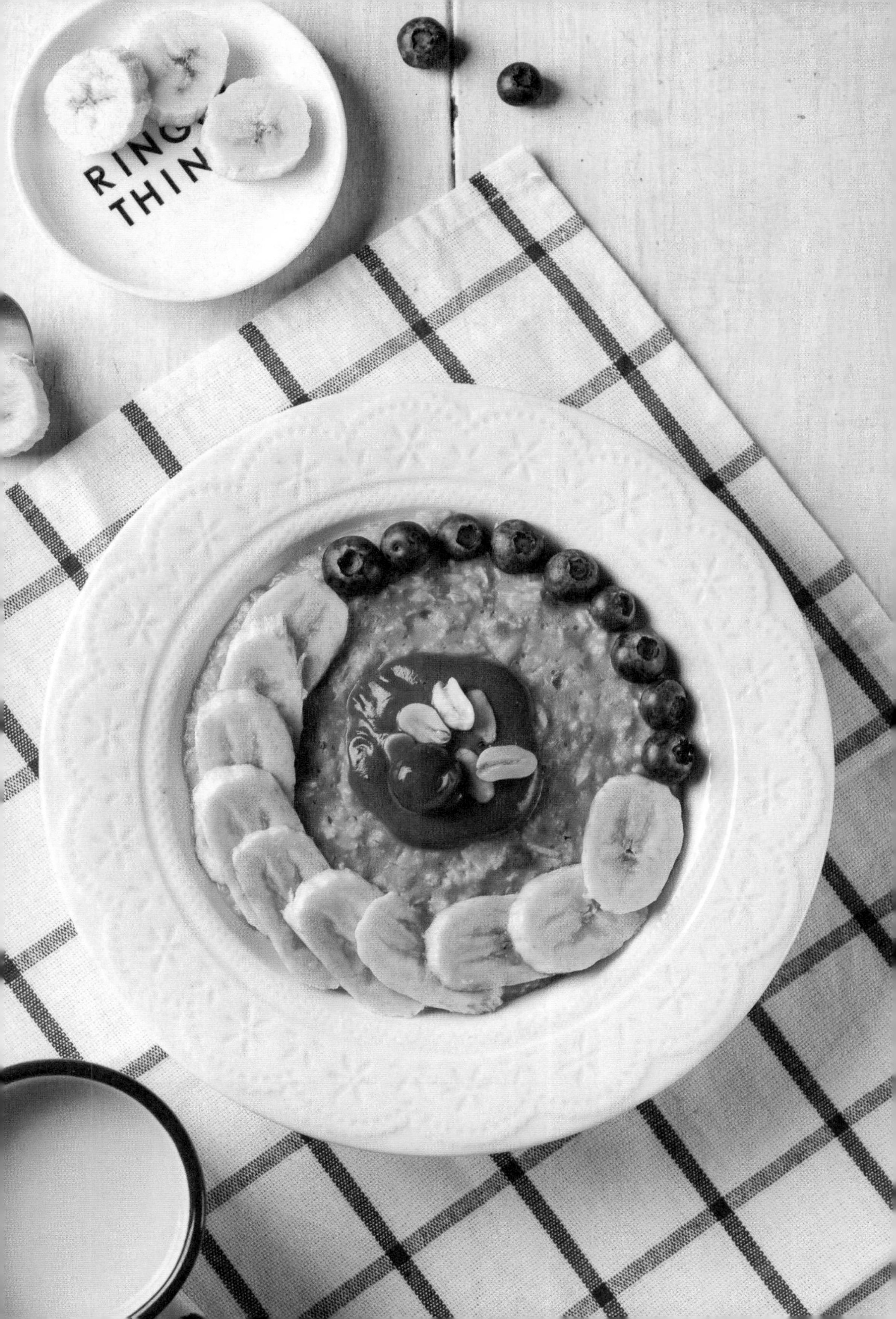

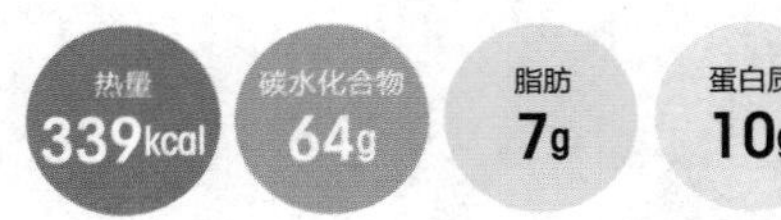

苹果肉桂燕麦粥

材料

- 苹果…100克
- 燕麦片…60克
- 海盐…少许
- 无糖杏仁奶…200毫升
- 肉桂粉…少许
- 杏仁…3颗
- 蜂蜜…适量

做法

1 苹果洗净，去皮、核，切片，留出一部分备用；杏仁切碎。

2 取一汤锅放入燕麦片，加一点海盐，再倒入无糖杏仁奶，开火，边煮边搅拌，煮沸之后转中小火焖至质地浓稠。

3 燕麦粥出锅放凉，盛盘后拌入苹果片和一部分肉桂粉，搅拌均匀，在最上层铺上留出的苹果片，放上杏仁和肉桂粉，最后淋上蜂蜜即可。

Note 雀儿料理笔记

这道燕麦粥加入了肉桂、苹果，非常适合秋冬季食用。肉桂可促进血液循环，使身体温暖，能帮助改善手脚冰冷，还有助于调节血糖，很适合减重时食用。

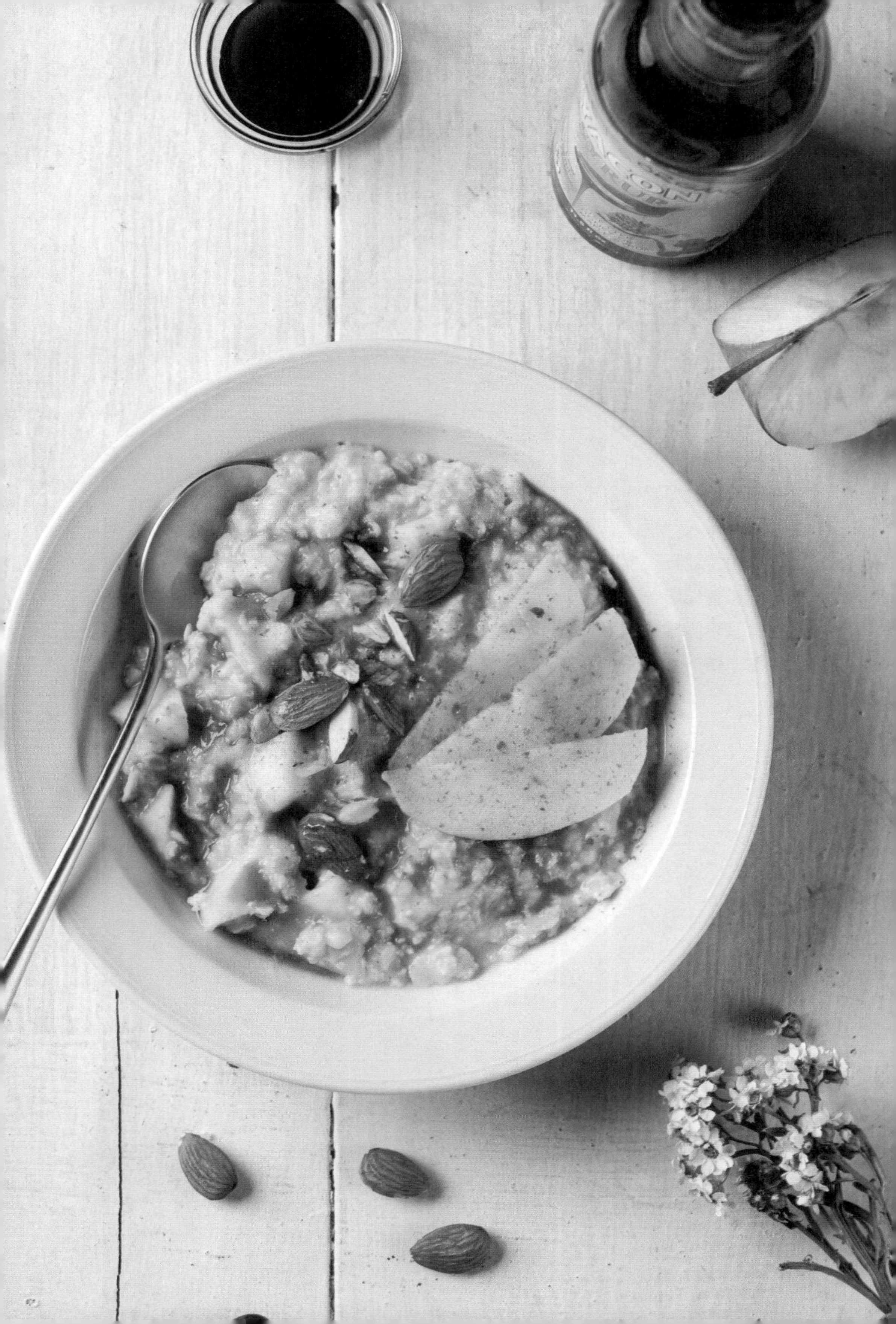

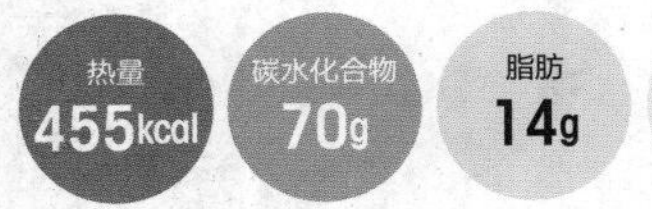

莓果酸奶隔夜燕麦

材料

- 燕麦片…60克
- 有机综合莓果…100克
- 火龙果…50克
- 有机奇亚籽…10克
- 无糖杏仁奶…100毫升
- 无糖希腊酸奶…100毫升
- 零卡糖…少许

做法

1 火龙果去皮，切块。

2 取一个玻璃罐，放入燕麦片、有机综合莓果、火龙果块、有机奇亚籽与无糖杏仁奶，再加入无糖希腊酸奶和零卡糖。

3 搅拌均匀，盖上盖子放入冰箱冷藏一晚，隔天早上从冰箱取出即可食用。

Note 雀儿料理笔记

这是一款快速简单的美味早餐，建议大家一起床先把隔夜燕麦拿出来回温，带到单位或教室食用，不建议一起床就吃太冰冷的食物！若还觉得太凉，食用时可以加入一些温杏仁奶。

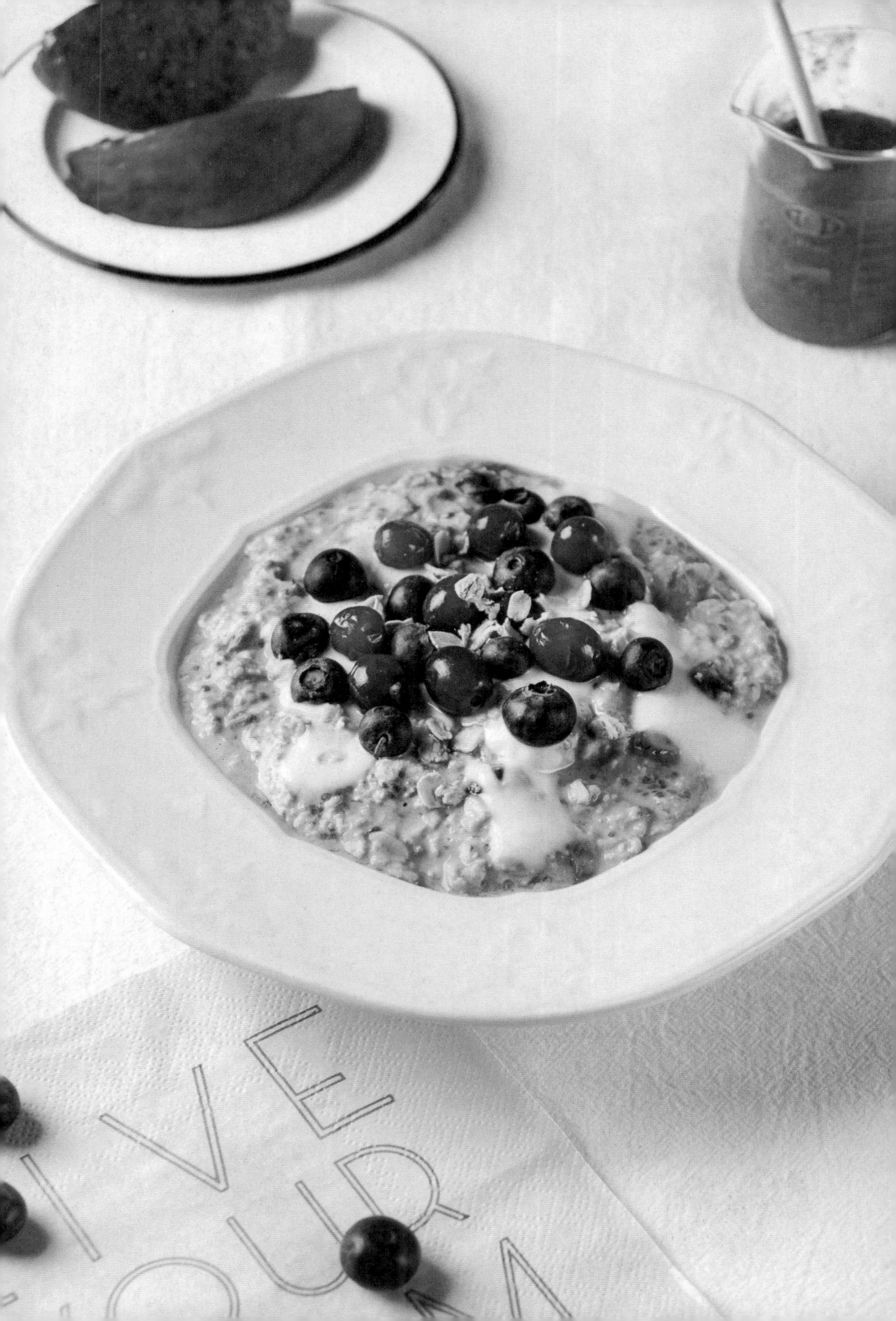

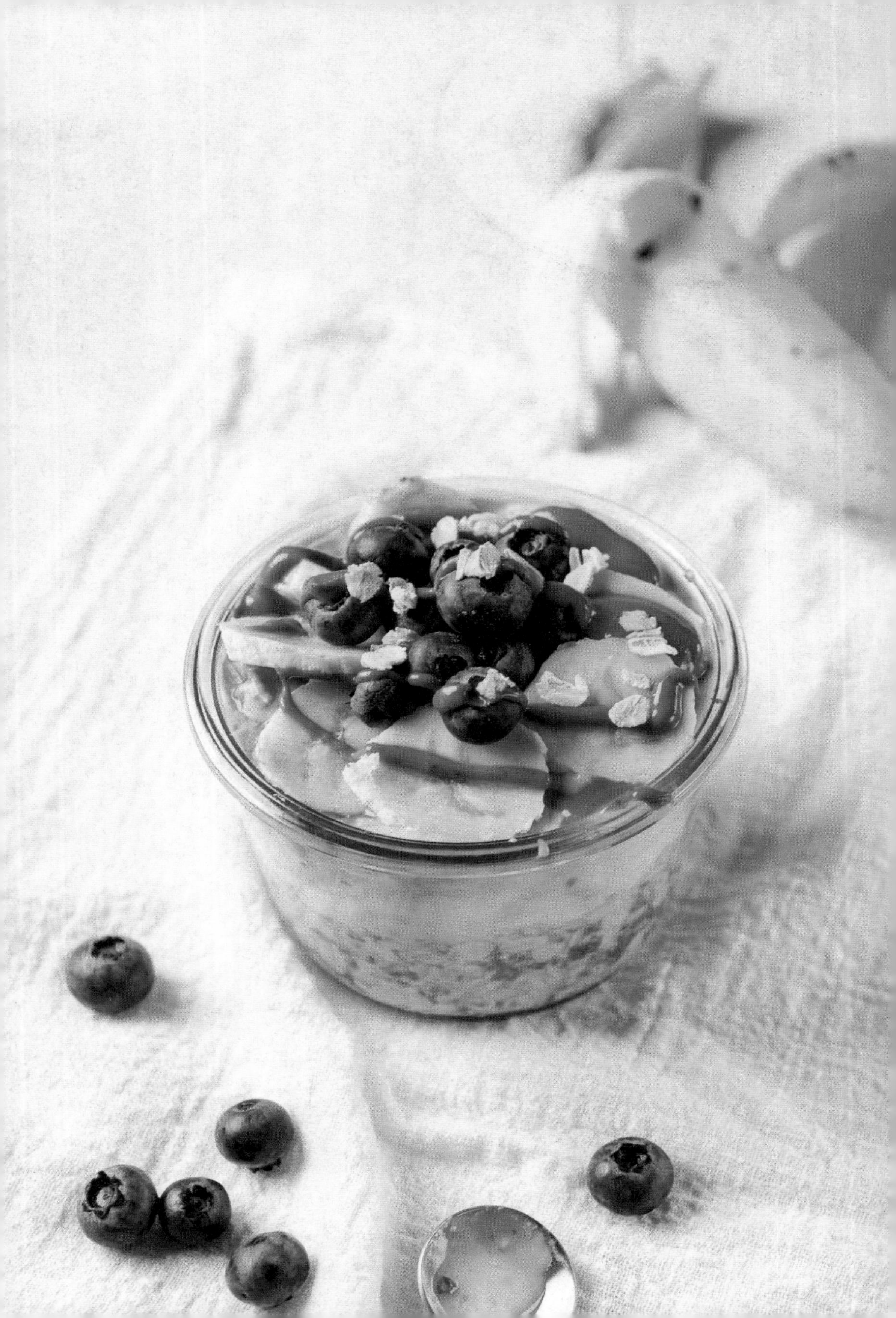

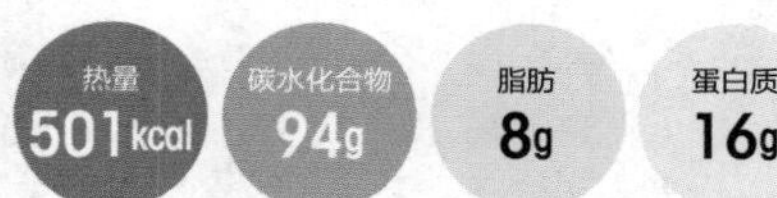

杏仁奶隔夜燕麦

材料

- 燕麦片…70克
- 有机奇亚籽…15克
- 无糖杏仁奶…200毫升
- 巧克力花生酱…10克
- 巴西莓粉…10克
- 零卡糖…少许
- 蓝莓…100克
- 香蕉…40克

做法

1 蓝莓洗净；香蕉去皮，切片。

2 取一个玻璃罐，加入燕麦片、有机奇亚籽、无糖杏仁奶、巧克力花生酱、巴西莓粉和零卡糖搅拌均匀。再放上蓝莓与香蕉片，盖上盖子放入冰箱冷藏一晚。

3 隔天早上从冰箱取出即可食用。

Note
雀儿料理笔记

本款隔夜燕麦做法相当简单，将所有材料都放入玻璃罐中即可。放一夜冷藏，可让风味更加融合。巴西莓粉含有丰富的维生素、矿物质、花青素，抗氧化效果超强，是最近风靡欧美的超级水果之一。

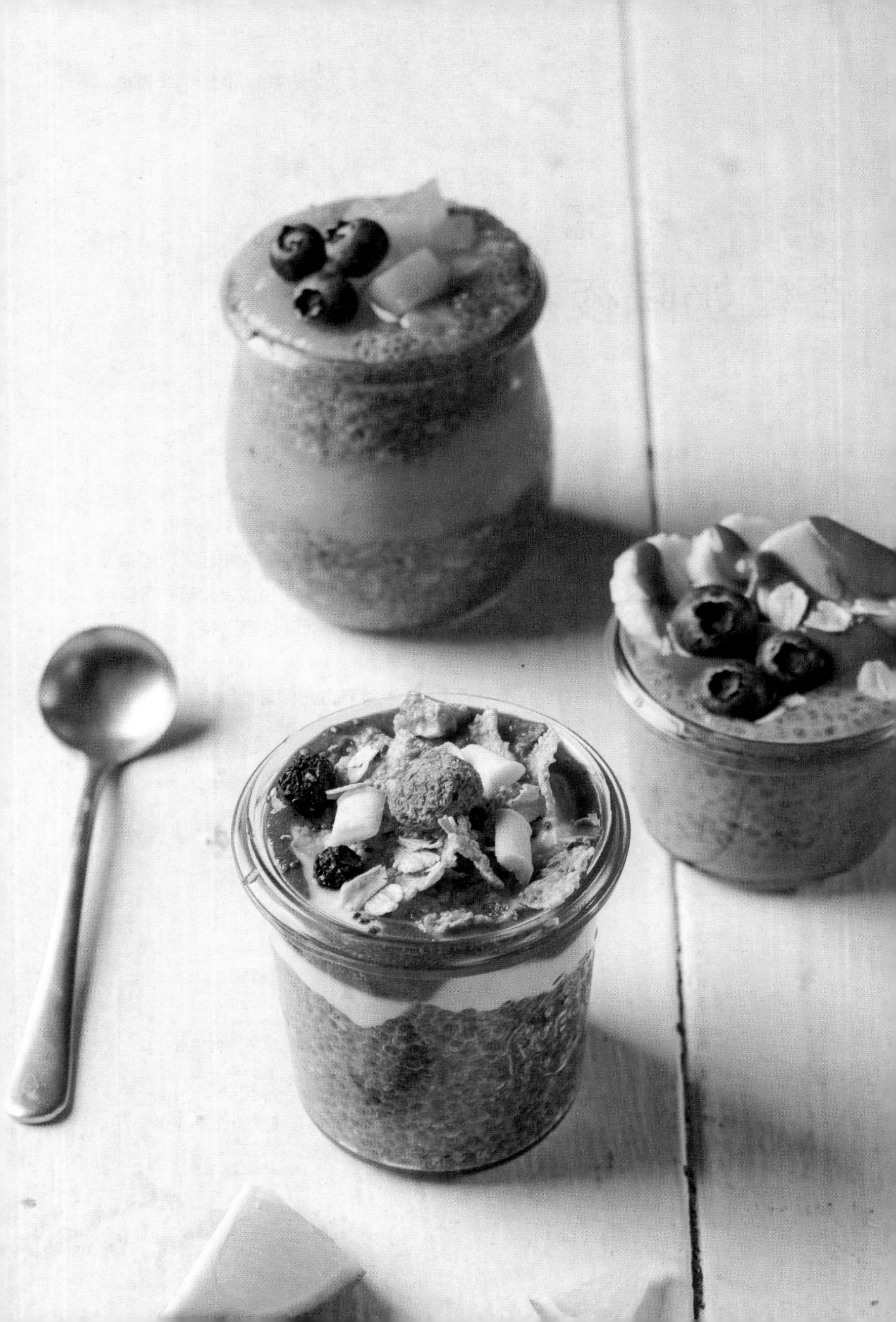

缤纷梦幻奇亚籽布丁

奇亚籽布丁

材料（3人份）

- 有机奇亚籽…60克
- 无糖杏仁奶…240毫升
- 零卡糖 …少许

做法

玻璃容器中加入有机奇亚籽，倒入无糖杏仁奶和零卡糖，搅拌均匀后放入冰箱冷藏一晚。食用时取出，加入自己喜欢的配料即可。

① 热带芒果

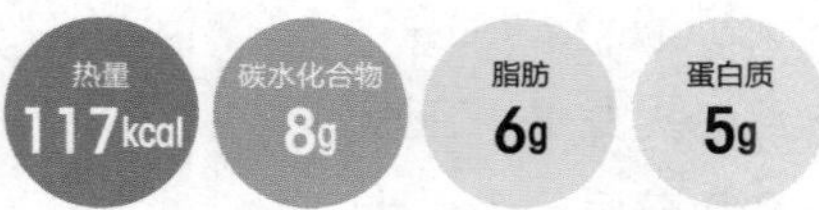

材料

- 芒果…20克
- 菠萝…20克
- 蓝莓…3颗
- 奇亚籽布丁…1人份

做法

1 芒果洗净，去皮、核，切丁；菠萝去皮，用果汁机打成泥；蓝莓洗净。

2 取出1人份的奇亚籽布丁，一半放入玻璃小盅底部，把果泥铺在奇亚籽布丁上。

3 果泥的上面放上剩下的奇亚籽布丁，最后加上芒果丁与蓝莓即可。

② 香蕉可可

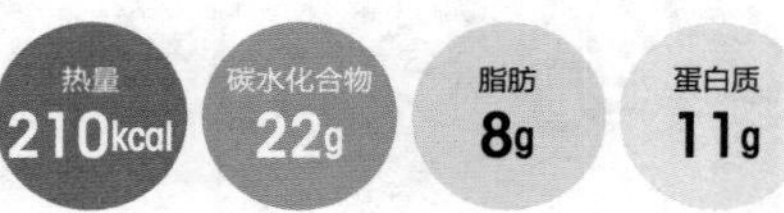

材料

- 可可粉…15克
- 香蕉…20克
- 巧克力花生粉…10克
- 蓝莓…3颗
- 奇亚籽布丁…1人份

做法

1 香蕉去皮，切片；蓝莓洗净；巧克力花生粉加水搅拌成巧克力花生酱。

2 取出1人份的奇亚籽布丁，放入可可粉搅拌均匀，最后加上香蕉片、巧克力花生酱与蓝莓即可。

③ 桃红派对

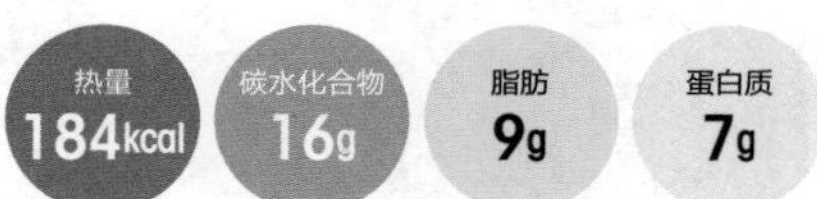

材料

- 无糖酸奶…50克
- 红心火龙果…30克
- 酸奶莓果谷麦脆片…10克
- 奇亚籽布丁…1人份

做法

1 红心火龙果去皮，捣成果泥。

2 取1人份的奇亚籽布丁倒入玻璃小盅，放上无糖酸奶、红心火龙果泥和酸奶莓果谷麦脆片，即完成。

Note 雀儿料理笔记

奇亚籽是一种富含人体必需脂肪酸和膳食纤维的食物，它还含有丰富的蛋白质、矿物质及维生素。这三款布丁是减脂期很适合解馋的低卡甜点，营养美味又有饱腹感，不需要任何烹调器具即可轻松完成。

（1人份）

热量 506kcal | 碳水化合物 67g | 脂肪 16g | 蛋白质 24g

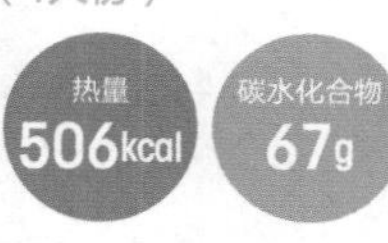

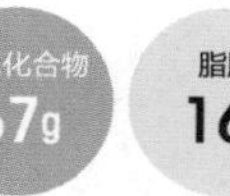

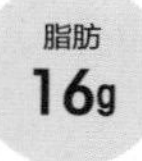

高蛋白芋泥松饼

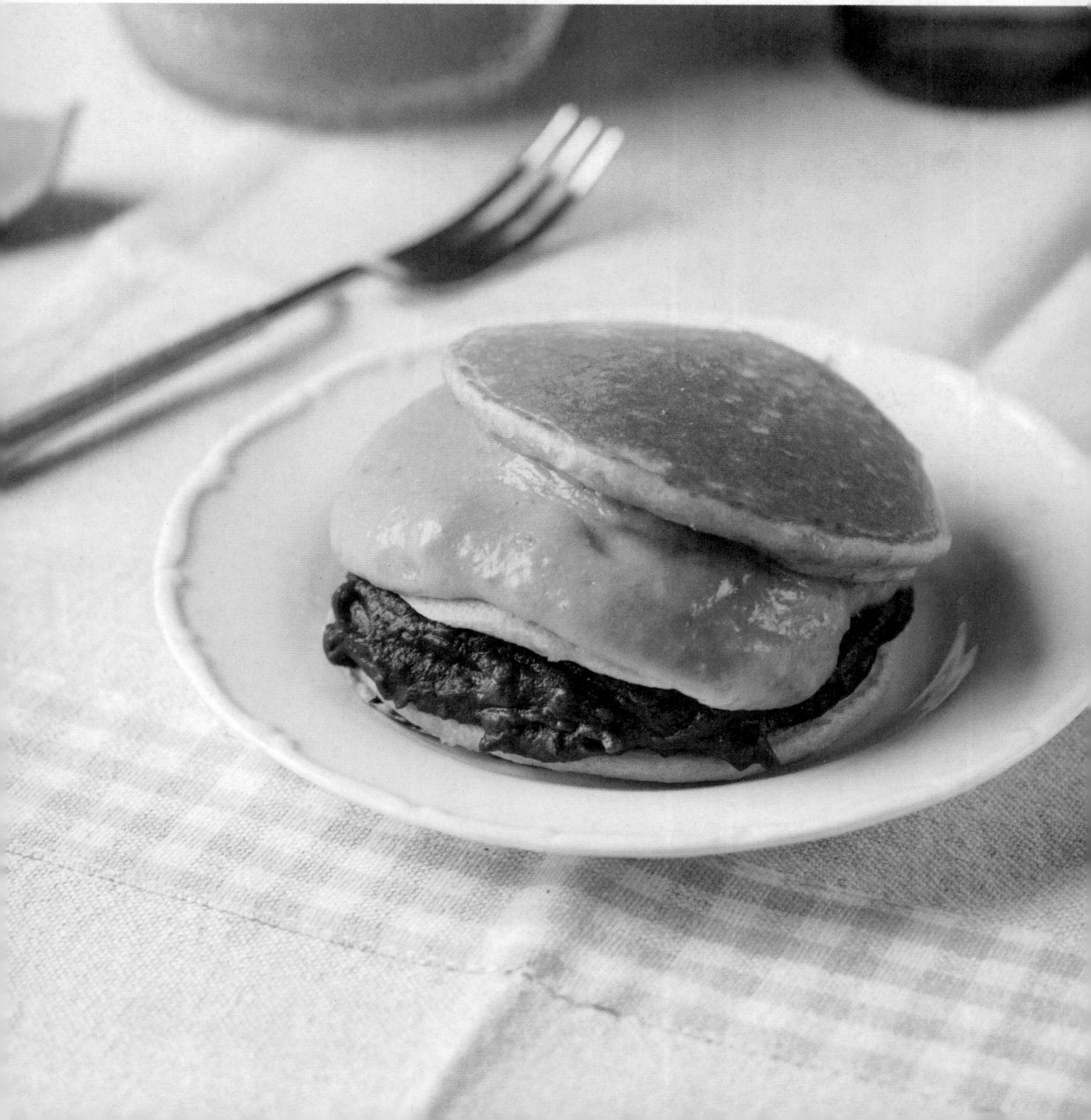

芋泥材料（2人份）

- 芋头…150克
- 无糖杏仁奶…60毫升
- 零卡糖…少许
- 椰子油…5克
- 蛋白粉…20克

紫薯泥材料（2人份）

- 紫薯…150克
- 无糖杏仁奶…60毫升
- 零卡糖…少许
- 椰子油…5克
- 蛋白粉…20克

松饼材料（2人份）

- 椰子油…5克
- 鸡蛋…2个
- 无糖杏仁奶…90毫升
- 蛋白粉…60克
- 泡打粉…5克
- 海盐…少许
- 燕麦粉…10克

做法

1 将芋头和紫薯洗净，去皮，分别放入锅中蒸至插入筷子可轻易穿透。

2 将蒸熟的芋头、无糖杏仁奶、零卡糖、椰子油、蛋白粉放入果汁机中，搅打均匀即为芋泥。

3 将蒸熟的紫薯、无糖杏仁奶、零卡糖、椰子油、蛋白粉放入果汁机中，搅打均匀即为紫薯泥。

4 将松饼材料中的蛋白粉、泡打粉、海盐、燕麦粉放入碗中，打入2个鸡蛋，倒入无糖杏仁奶，搅拌成均匀的面糊状。

5 起锅放椰子油，用大汤匙挖面糊倒入锅中，确保松饼大小一致。以中小火煎至松饼冒小泡泡即可翻面，再煎至表面呈金黄色即可起锅。

6 松饼起锅后放在小架子上，以避免水蒸气让饼皮变得过软。

7 取一片松饼放至盘子上，挖一匙紫薯泥涂抹均匀后，再叠上一片松饼，挖一匙芋泥于第二层松饼涂抹均匀，铺上最后一片松饼即可。

Note

雀儿料理笔记

- 处理芋头时，记得戴上手套。若买不到紫薯，也可以用红薯代替，不喜欢无糖杏仁奶也可以用低脂牛奶替代。
- 松饼由高蛋白质的食材制成，芋泥和紫薯虽然营养美味，但主要成分为碳水化合物，刚好可与松饼做平衡搭配，是健身或饮食控制时也能开心享用的甜点。

（1人份）

热量	碳水化合物	脂肪	蛋白质
365kcal	41g	15g	19g

水果松饼

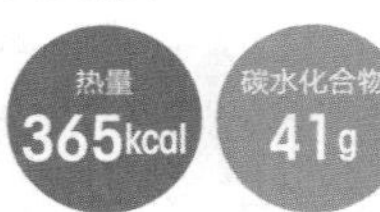

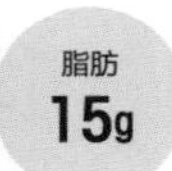

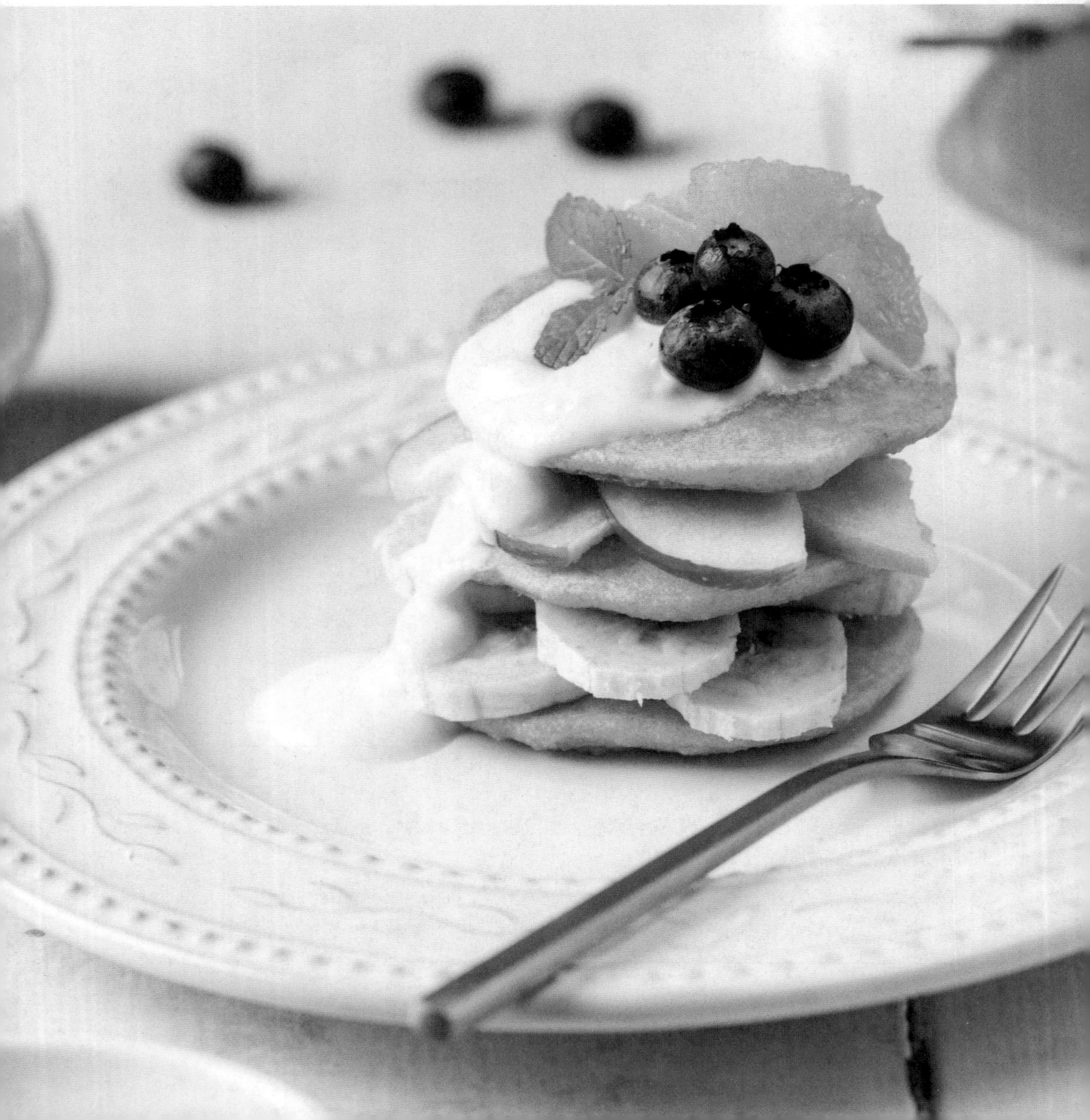

材料（2人份）

- 香蕉…60克
- 苹果…50克
- 蓝莓…50克
- 橙子…50克
- 无糖酸奶…100毫升
- 零卡糖…少许
- 海盐…少许
- 椰子油…5克
- 鸡蛋…2个
- 无糖杏仁奶…90毫升
- 蛋白粉…60克
- 泡打粉…5克
- 燕麦粉…10克

做法

1 香蕉去皮，切片；苹果洗净，去皮、核，切片；蓝莓洗净；橙子洗净、去皮、核，切片。

2 将蛋白粉、泡打粉、海盐、燕麦粉放入碗中，打入2个鸡蛋，倒入无糖杏仁奶，搅拌至均匀的面糊即可。

3 起锅放椰子油，用大汤匙挖面糊倒入锅中，确保松饼大小一致。以中小火煎至松饼冒小泡泡即可翻面，再煎至表面呈金黄色，即可起锅。

4 松饼起锅后，放置小架子上，以避免水蒸气让饼皮变得过软。

5 取一小碗加入无糖酸奶、零卡糖和少许海盐，搅拌均匀成酸奶酱。

6 取一片松饼放上香蕉片，铺上一层松饼、放上苹果片，铺上最后一层松饼，淋上酸奶酱，最上面放上蓝莓与橙子片即可。

Note 雀儿料理笔记

减脂期偶尔也会有吃甜食的欲望，这款水果松饼美味度堪比下午茶，本品中以酸奶取代鲜奶油，总热量仅有市售松饼的一半。如不喜欢杏仁奶的味道，可换成低脂牛奶。

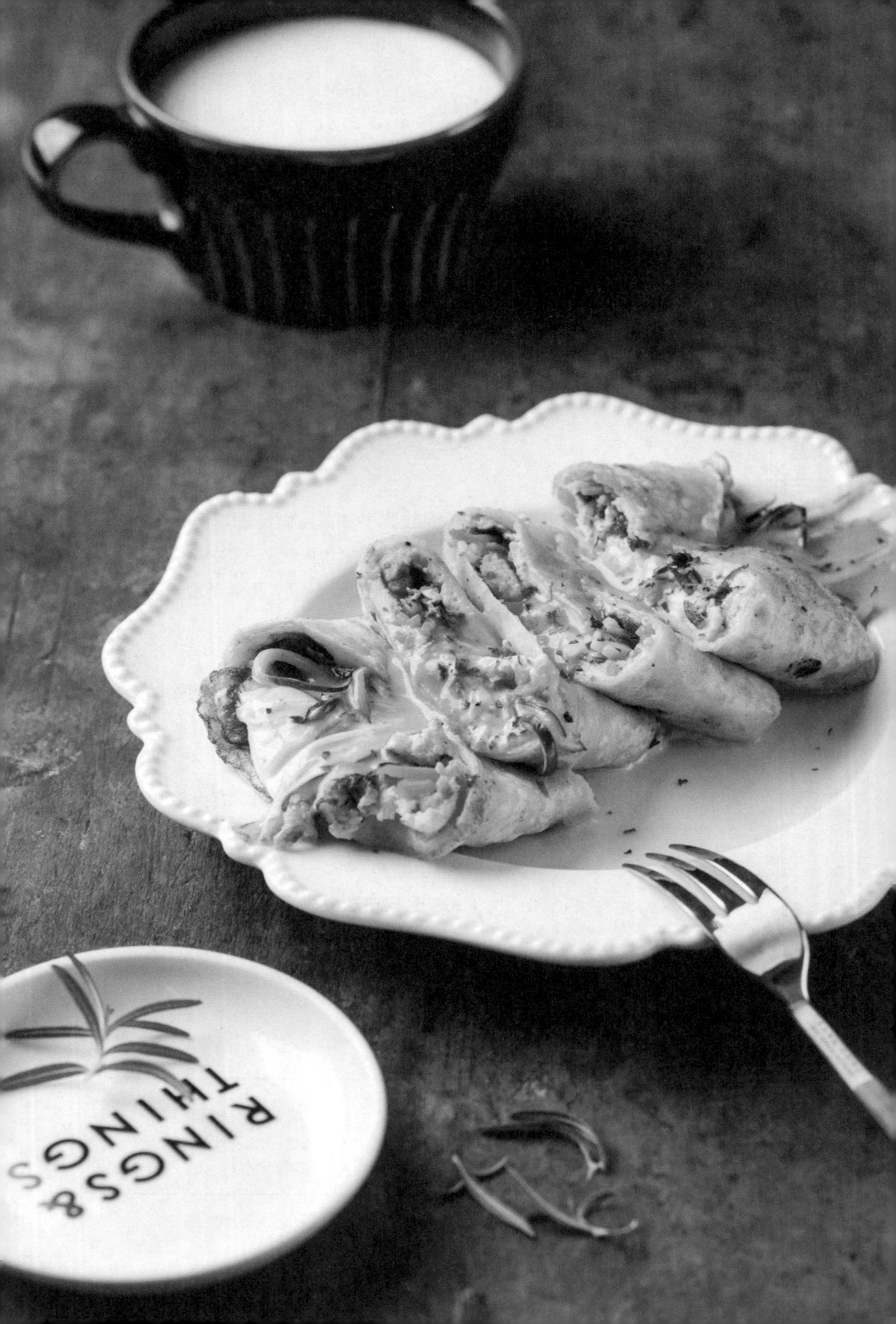

脂肪
20g
蛋白质
25g

蔬菜奶酪厚蛋饼

材料

- 冷冻蛋饼皮…1片
- 蒜末…少许
- 小黄瓜…80克
- 胡萝卜…80克
- 黄甜椒…适量
- 马苏里拉奶酪…20克
- 鸡蛋…2个
- 椰子油…5克
- 盐…少许
- 黑胡椒粉…少许
- 芝麻酱…少许

做法

1 小黄瓜、胡萝卜、黄甜椒洗净，小黄瓜、胡萝卜切丝，黄甜椒切丁。

2 碗中打入1个全蛋、1个蛋清，撒上适量盐与黑胡椒粉，搅拌均匀。

3 起锅放椰子油，放蒜末炒香，加入胡萝卜丝炒至变软，再放入小黄瓜丝与黄甜椒丁。

4 将蛋液倒入锅中，盖上冷冻蛋饼皮，用锅铲将饼皮与蛋液压紧密合，约3分钟后再翻面。

5 等蛋皮煎至金黄色，在蛋饼上放上马苏里拉奶酪，将饼皮两侧翻至中间，重叠，再翻面稍微煎一下即可起锅。盛盘前，淋上少量芝麻酱即可。

Note 雀儿料理笔记

- 献给爱吃早餐又怕胖的你，外面早餐店的食物通常都加了大量的油，一不小心就会摄入过多热量，这款自制厚蛋饼多加了蛋白，增加了整体的蛋白质含量，不但更健康，也更有饱腹感。
- 口感爽脆的小黄瓜、彩椒与胡萝卜，搭配万用的美味芝麻酱，是减脂期的优选早餐。

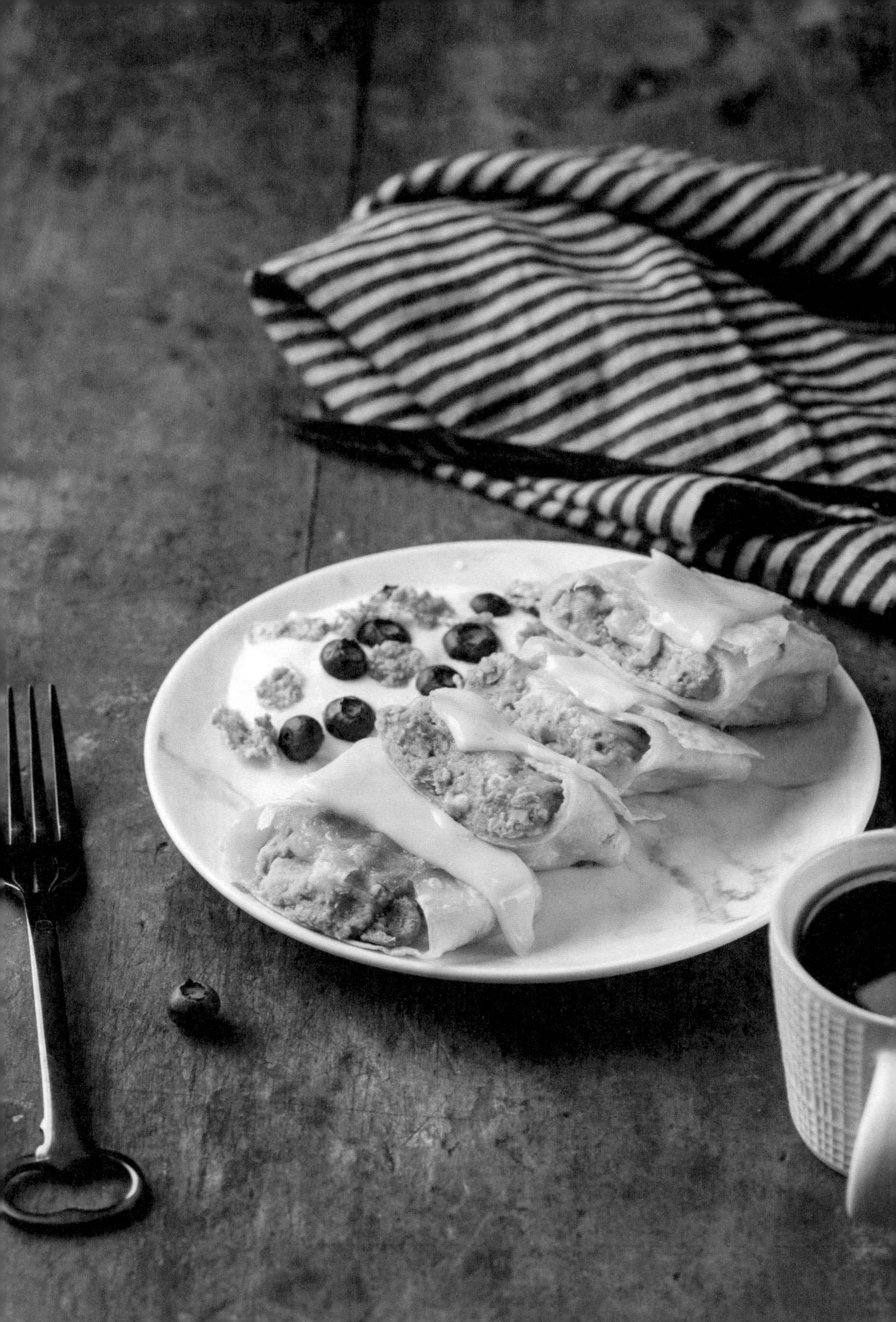

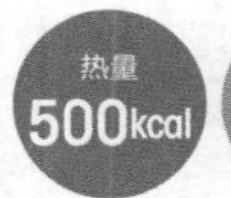

脂肪 20g

蛋白质 29g

芋泥奶酪蛋饼

材料

- 芋泥…1人份
  （请参考P93高蛋白芋泥松饼中芋泥的做法）
- 冷冻蛋饼皮…1片
- 低脂奶酪片…1片
- 鸡蛋…2个
- 椰子油…3克
- 燕麦片…10克
- 海盐…适量

做法

1 碗中打入1个全蛋、1个蛋清，加少许海盐搅拌均匀成蛋液。

2 起锅放椰子油，倒入蛋液，盖上冷冻蛋饼皮，用锅铲将蛋饼皮与蛋液压紧密合，待约3分钟后再翻面。

3 在蛋饼皮中间铺上芋泥，撒上燕麦片，铺上低脂奶酪片，将饼皮两侧翻至中间，重叠，再翻面稍微煎一下。

4 待饼皮表面煎至金黄色出锅，切成四等份即可。

Note 雀儿料理笔记

这款高蛋白芋泥蛋饼，我在网上分享后询问度超高，减去一个蛋黄并使用低脂奶酪片可以降低整体脂肪及热量，是减脂期也能吃的美味料理。

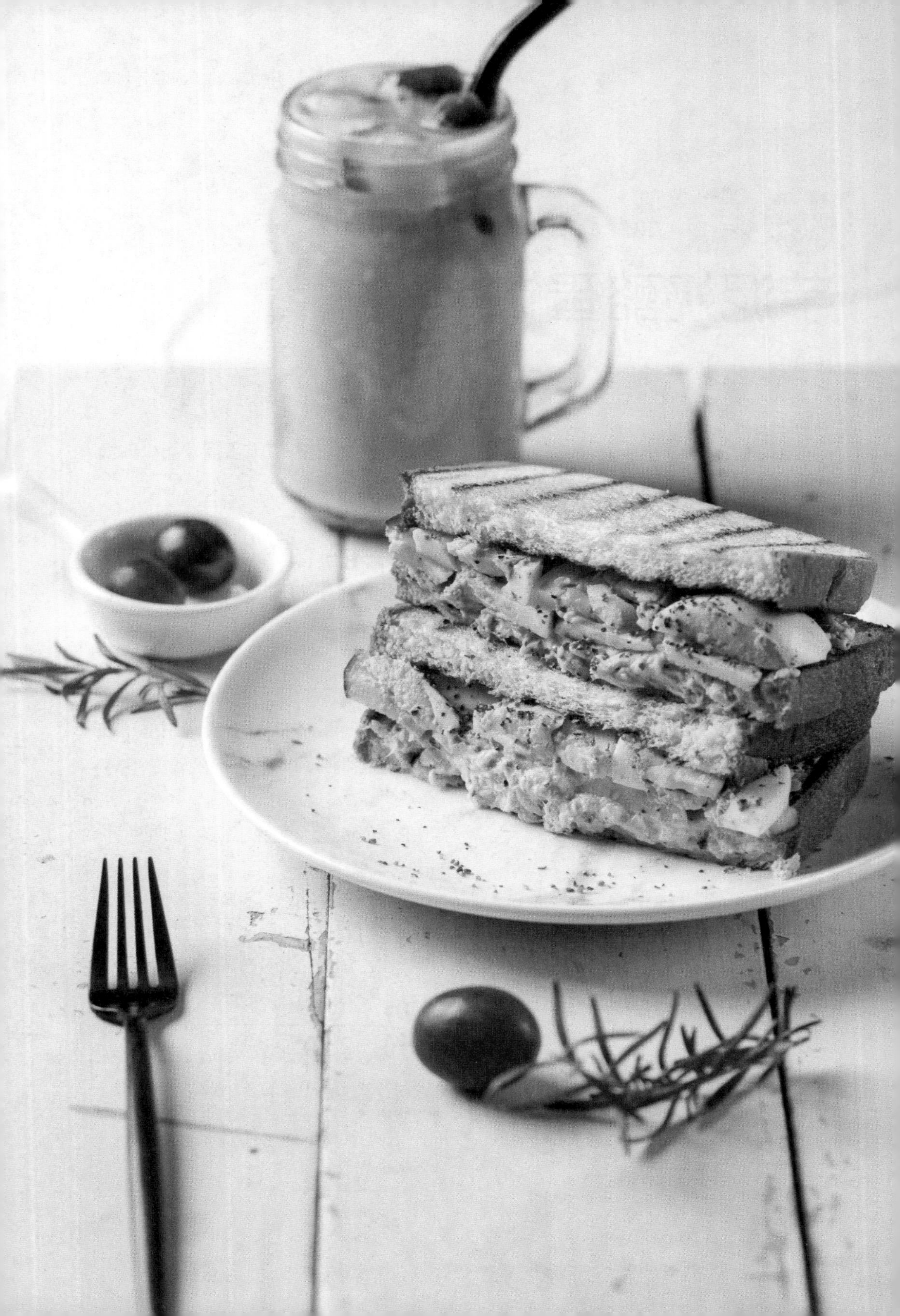

（1人份）

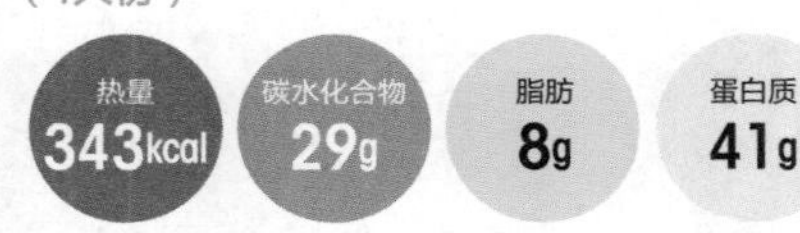

鲔鱼沙拉水煮蛋三明治

材料（2人份）

- 吐司…3片
- 水煮蛋…1个
- 小黄瓜…20克
- 生菜…20克
- 黄芥末酱…适量

鲔鱼沙拉

水浸鲔鱼罐头…200克
酸奶…100毫升
柠檬汁…适量
零卡糖…适量
海盐…适量
黑胡椒粉…适量

将所有材料混合均匀即可。

做法

1 将吐司放入烤箱中，烤至金黄酥脆，取出备用。

2 将水煮蛋去壳，切片；生菜、小黄瓜洗净，小黄瓜切片。

3 取1片烤好的吐司，抹上适量黄芥末酱，依序铺上生菜、鲔鱼沙拉、小黄瓜片、水煮蛋片，盖上1片吐司，再铺上上述食材，最后放上1片抹有黄芥末酱的吐司，对半切开即可。

Note 雀儿料理笔记

- 这道料理材料缺一不可，以酸奶取代沙拉酱，零卡糖取代蜂蜜，使热量大幅降低，是很适合当成早餐或野餐时的午饭。
- 做完后记得尽快享用，因为小黄瓜与生菜会产生水分，容易导致吐司变得湿软。

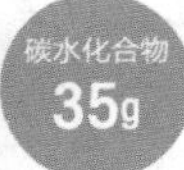

脂肪 18g
蛋白质 55g

奶酪里脊厚蛋三明治

材料

- 猪里脊…100克
- 迷迭香…适量
- 海盐…适量
- 黑胡椒粉…适量
- 鸡蛋…1个
- 全麦吐司…2片
- 低脂奶酪片…1片
- 生菜…20克

做法

1 生菜洗净备用。

2 猪里脊肉洗净，放上迷迭香、黑胡椒粉与海盐，涂抹均匀，用肉锤拍成薄薄的肉片。

3 不粘锅烧热，不放油直接放入肉片，煎到两面金黄色即可起锅。再煎好荷包蛋备用。

4 将全麦吐司烤至两面呈金黄，1片吐司放上生菜，再依序叠上煎好的肉片、低脂奶酪片、荷包蛋，再盖上1片吐司，对半切开即可。

Note

雀儿料理笔记

- 这是减脂版里脊厚蛋三明治！迷迭香搭配多汁油香的肉片，衬托出整道料理的精华，只要吃过一次就会爱上！
- 红肉的脂肪比白肉要高，所以在减脂期要注意控制摄入量，里脊是猪肉脂肪较低的部位，比梅花肉和五花肉油脂少，热量也较低，是想更换口味时的好选择。

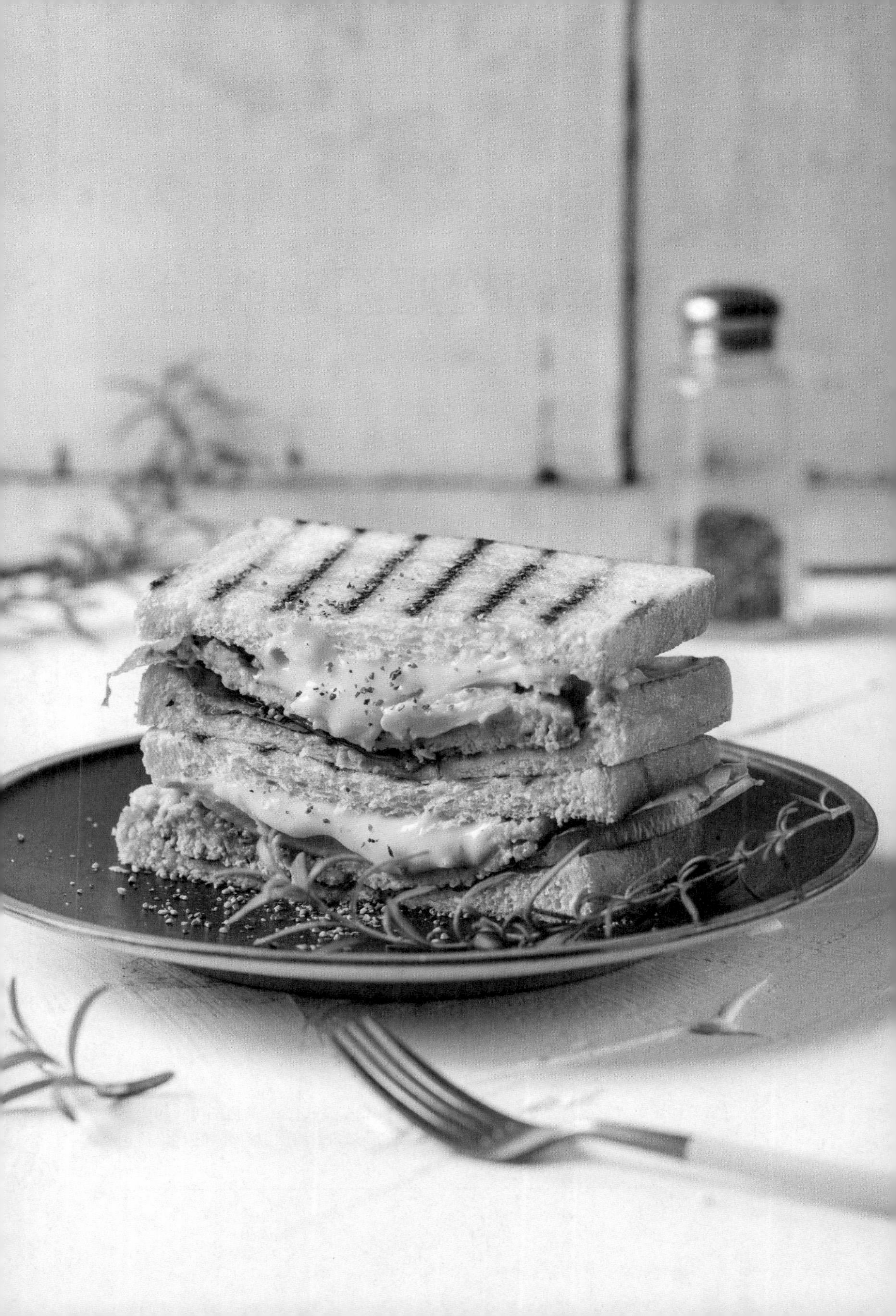

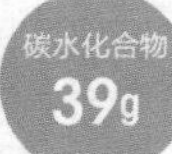

脂肪 18g

蛋白质 31g

雀儿招牌肉松厚蛋三明治

材料

- 全麦吐司…2片
- 小黄瓜…60克
- 肉松…20克
- 鸡蛋…2个
- 海盐…少许
- 黑胡椒粉…少许
- 椰子油…5克
- 龙舌兰糖浆…少许
- 辣酱…少许

做法

1 碗中打入1个全蛋、1个蛋清，放海盐搅拌均匀。将全麦吐司烤到金黄酥脆备用。

2 起锅放椰子油，倒入蛋液，撒上黑胡椒粉，煎成厚蛋。

3 小黄瓜洗净，擦成丝，放到烤好的吐司上，再放上厚蛋、肉松，淋上一点龙舌兰糖浆与辣酱，再盖上另一片吐司，对半切开即可。

Note

雀儿料理笔记

饮食方面建议大家尽量多吃未加工食物，如果偶尔想解解馋，请挑选优质的肉松，挑选时记得看看营养标签，避免吃下过多的添加剂。肉松也是这个三明治整体口感的亮点。

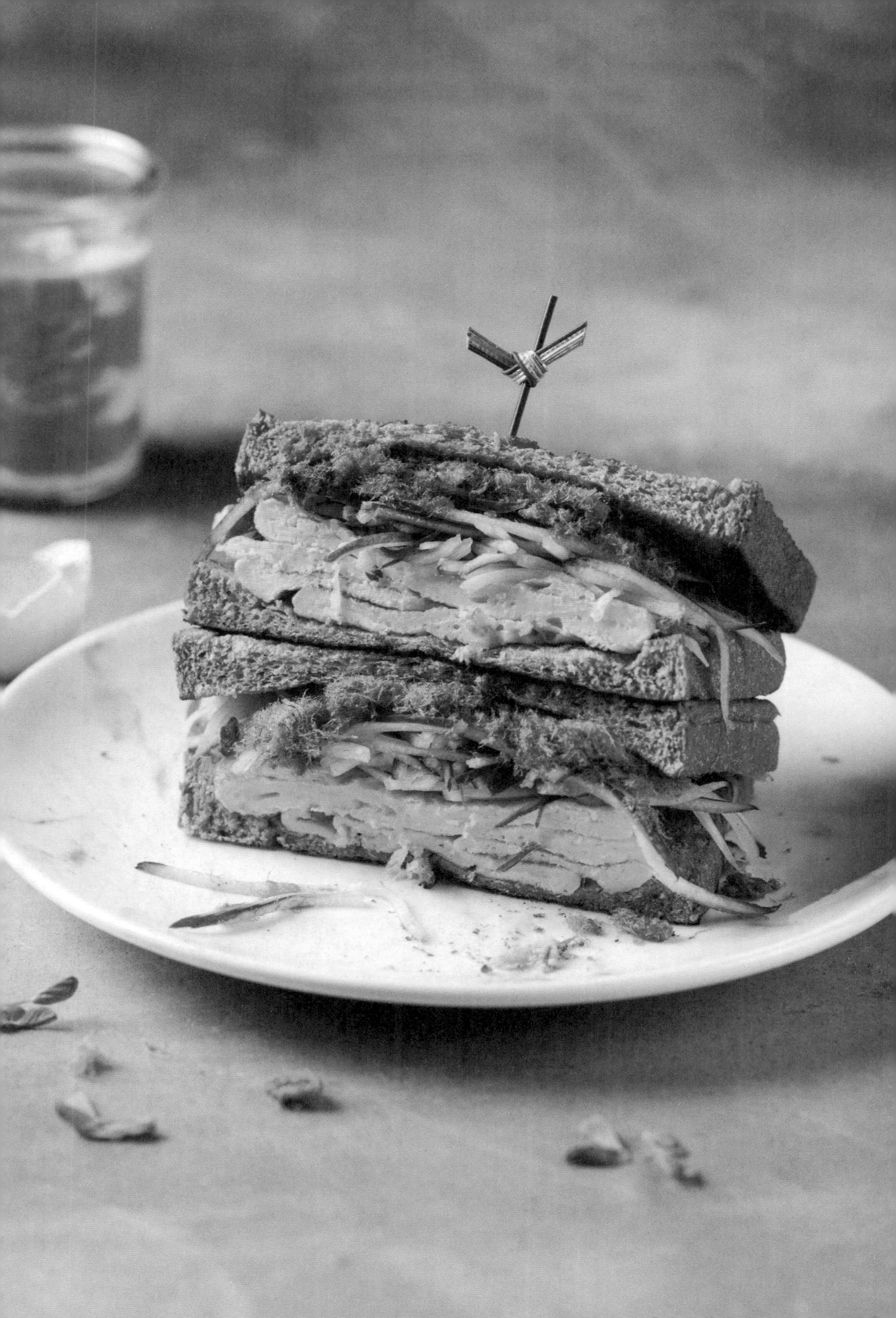

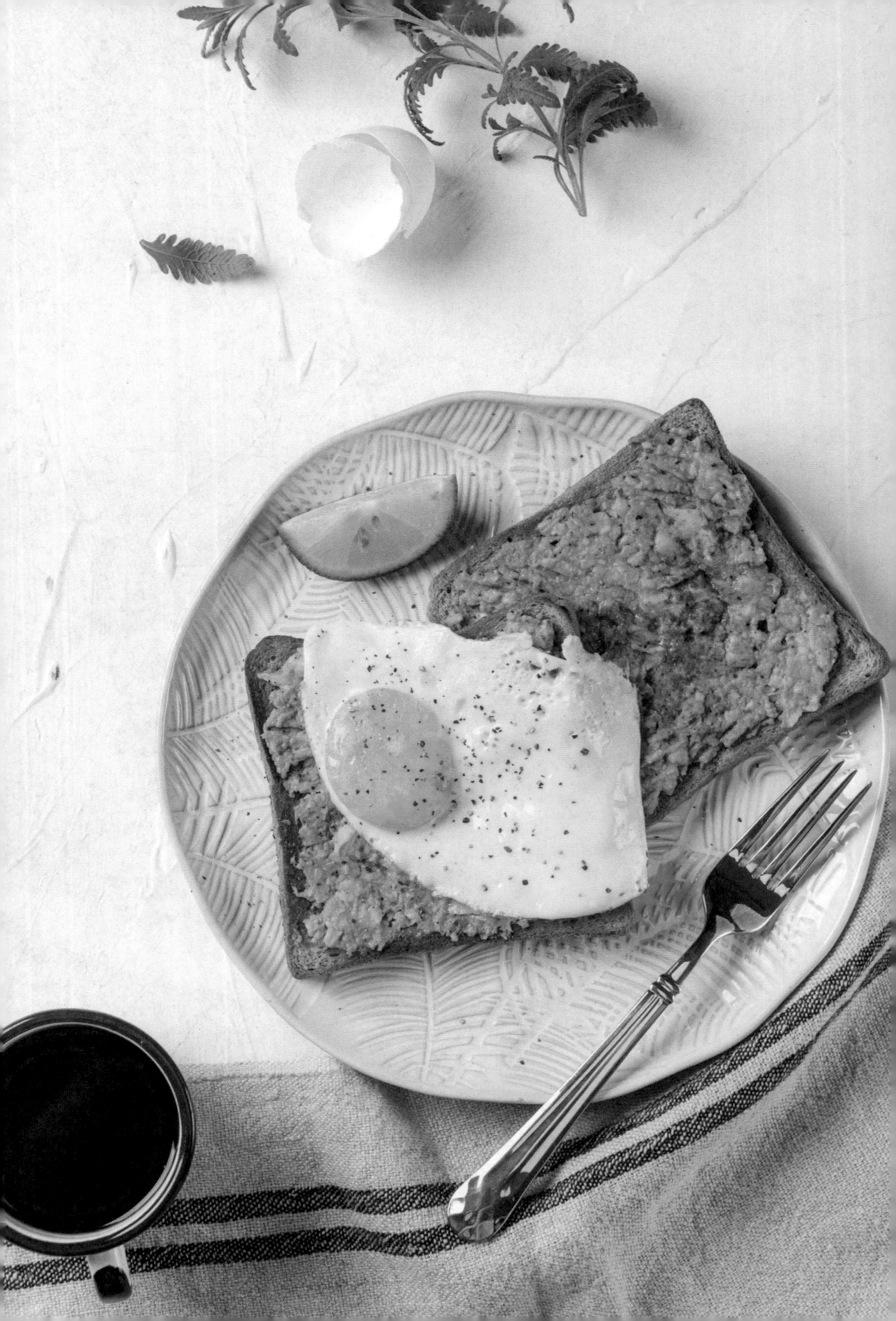

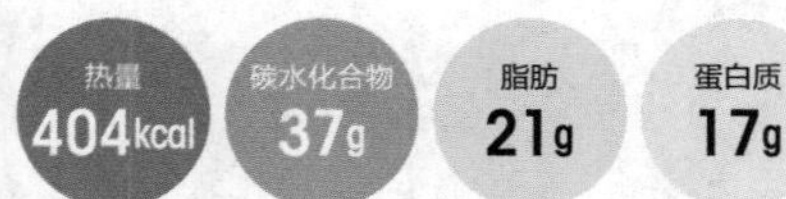

牛油果半熟蛋吐司

材料

- 牛油果…60克
- 蒜末…适量
- 海盐…少许
- 柠檬汁…适量
- 辣椒粉…适量
- 黑胡椒粉…适量
- 鸡蛋…1个
- 椰子油…5克
- 全麦吐司…2片

做法

1 牛油果洗净、去皮、核，放入大碗中，再加入蒜末、海盐、柠檬汁、辣椒粉、黑胡椒粉，搅拌成牛油果泥备用。

2 不粘锅烧热，放椰子油，打入1个鸡蛋，周围倒一点水，等水蒸发后蛋白凝固，蛋黄半生时，取出备用。

3 将全麦吐司烤酥后，均匀抹上牛油果泥，再放上半熟煎蛋即可。

Note 雀儿料理笔记

- 大家要选择熟透的牛油果，挑选牛油果时可轻轻按压蒂头，若蒂头较软且表皮呈黑色即代表熟了。
- 这款吐司每种材料都不可或缺，才能最终搭配出完美的味道！它非常适合当成假日早午餐，配着杏仁奶咖啡一起享用。

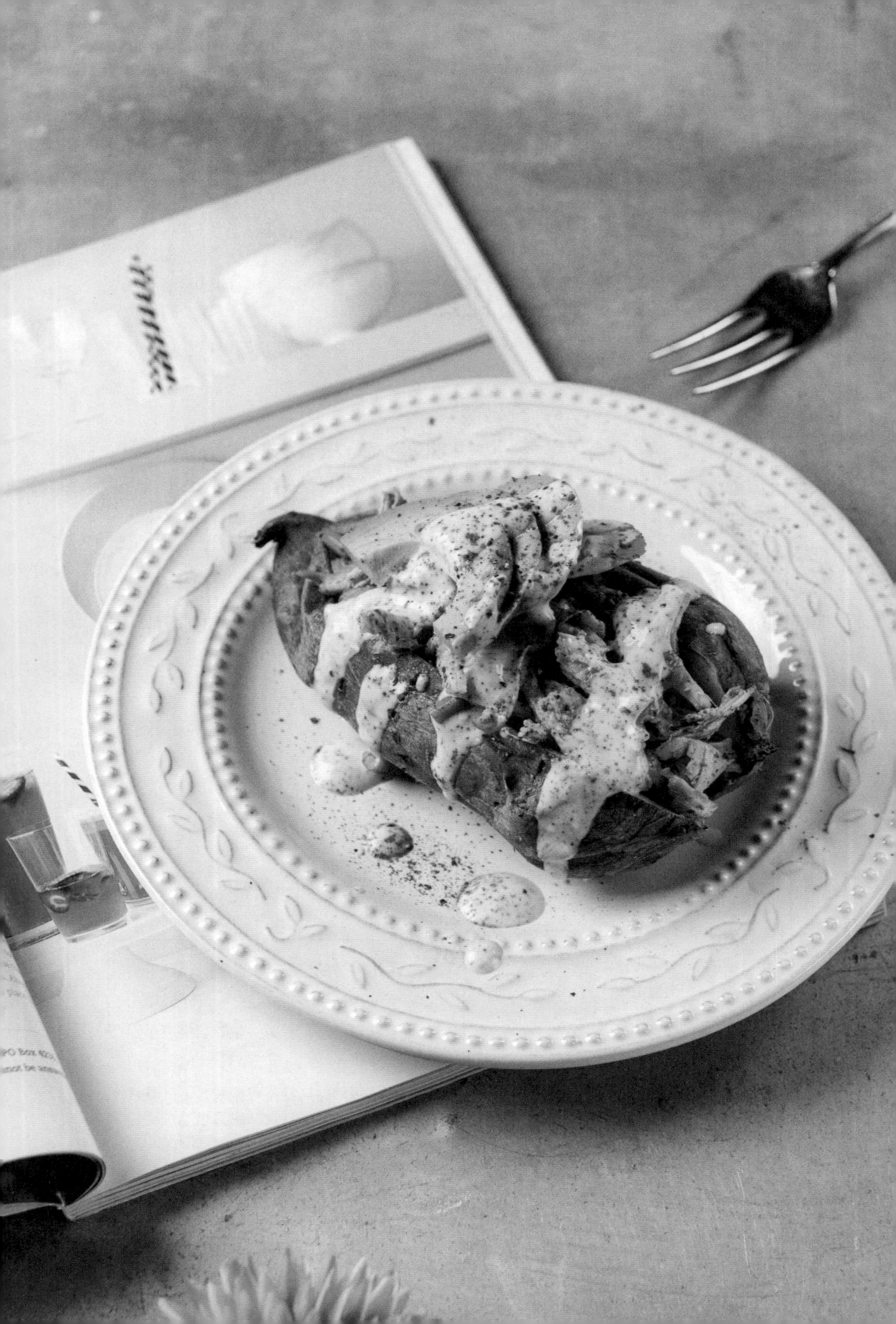

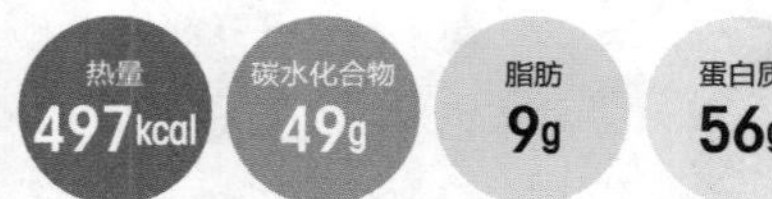

奶酪鸡胸牛油果红薯船

材料

- 鸡胸肉…200克
- 红薯…200克
- 牛油果…30克
- 海盐…适量
- 黑胡椒粉…适量
- 辣椒粉…适量
- 零卡糖…少许
- 无糖酸奶…100毫升
- 辣酱…少许

做法

1 取锅大火将水烧沸，放入鸡胸肉转小火，焖煮10分钟，关火放凉备用。

2 将红薯洗净，放入空气炸锅，180℃烤45分钟，取出放凉备用。

3 将煮熟的鸡胸肉撕成丝，加入海盐、黑胡椒粉、辣椒粉、辣酱，再加入零卡糖与无糖酸奶，拌匀备用。牛油果洗净，去皮、核，切片。

4 烤好的红薯切开，中间放上拌好的鸡肉丝，最后铺上切片的牛油果即可。

Note 雀儿料理笔记

高蛋白质的鸡胸肉与高膳食纤维的红薯有很强的饱腹感，牛油果则补充优质脂肪，再加上辣酱这种充满变化的吃法，特别适合爱吃辣的人。

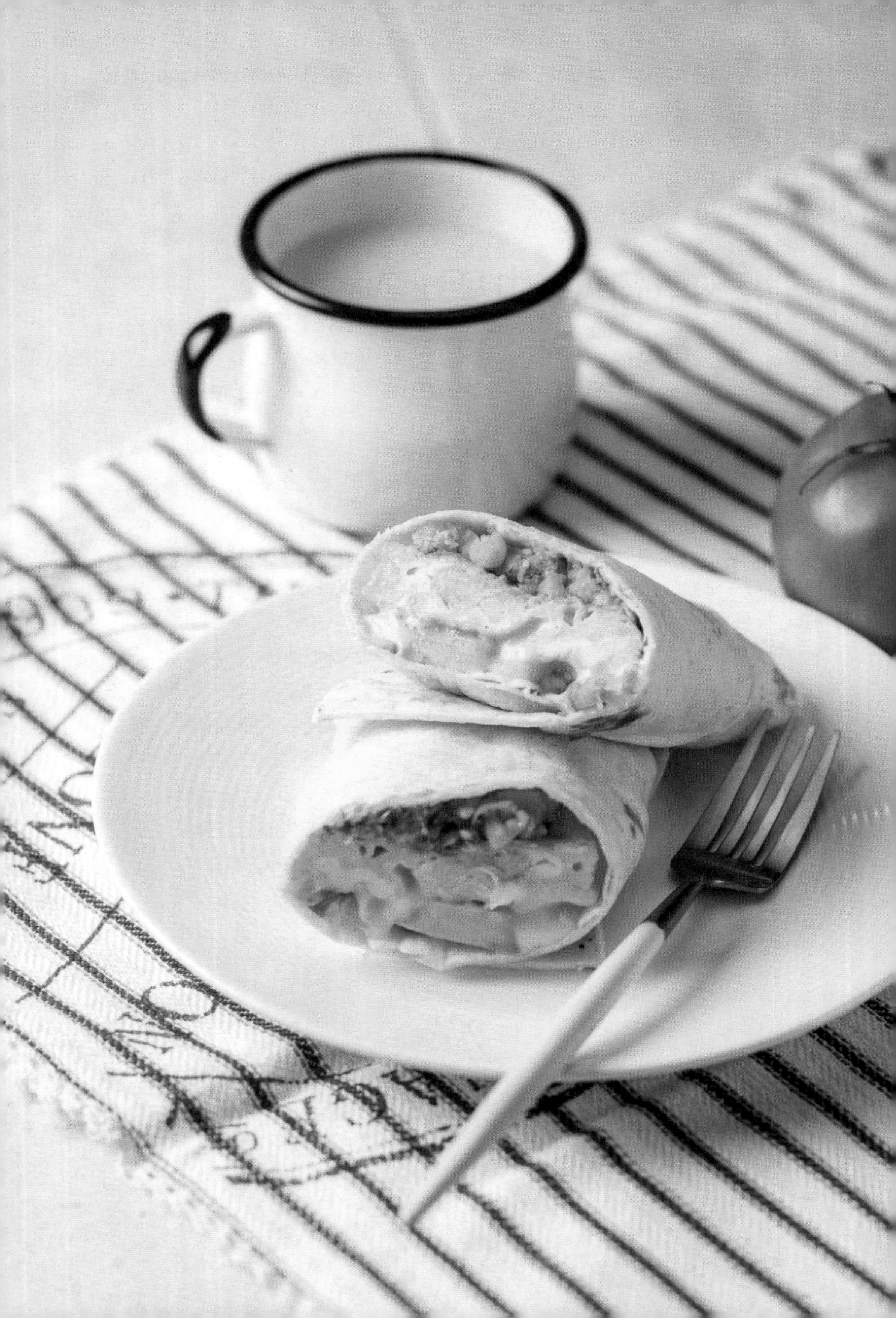

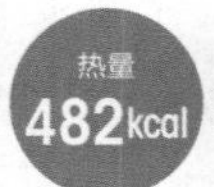

脂肪 28g

蛋白质 27g

牛油果奶酪墨西哥卷饼

材料

- 熟鹰嘴豆…50克（可直接使用市售罐头）
- 熟红腰豆…50克（可直接使用市售罐头）
- 熟玉米粒…50克（可直接使用市售罐头）
- 孜然粉…适量
- 鸡蛋…2个
- 海盐…适量
- 低脂奶酪片…1片
- 墨西哥饼皮…1片
- 牛油果…60克
- 生菜…适量
- 椰子油…5克

做法

1 取一个大碗，放入熟鹰嘴豆与熟红腰豆，加入孜然粉，用叉子压成泥状，加入熟玉米粒拌成香料豆泥备用。

2 取一个碗，打入1个全蛋、1个蛋清，加入适量海盐，打匀备用；牛油果去皮核，切片；生菜洗净，切丝。

3 起锅放椰子油，倒入蛋液铺匀，静置1~2分钟待呈半熟状态，放入低脂奶酪片，将蛋皮朝中间对折成长蛋包状，再翻面煎1~2分钟，盛起备用。

4 锅持续加热，放入墨西哥饼皮，两面各煎约1分钟。

5 将饼皮放置于盘中，抹上香料豆泥，铺上生菜丝，再放上奶酪蛋包、牛油果片，饼皮由左右往中心对折压紧，对半切开即可。

Note 雀儿料理笔记

- 墨西哥饼皮热量较低，容易消化，很适合运动前享用。如果哪一餐不想摄取太多的碳水化合物，墨西哥饼皮也是很好的主食选择。
- 富含蛋白质、铁、钾、维生素的红腰豆与鹰嘴豆制出的香料豆泥，适合喜爱西餐的人。

脂肪 23g

蛋白质 60g

鸡胸肉豆菇卷饼

材料

- 熟鹰嘴豆…50克（可直接使用市售罐头）
- 熟红腰豆…50克（可直接使用市售罐头）
- 蟹味菇…50克
- 海盐…适量
- 黑胡椒粉…适量
- 生菜…2片
- 墨西哥饼皮…1片
- 即食鸡胸肉…150克
- 芝麻酱…20克
- 椰子油…5克

做法

1 取一个大碗，放入熟鹰嘴豆与熟红腰豆，用叉子压成泥状备用；蟹味菇洗净。

2 起锅放椰子油，倒入蟹味菇翻炒，再撒上海盐与黑胡椒粉调味，炒熟盛出备用。

3 锅持续加热，放入墨西哥饼皮，两面各煎约1分钟，取出备用；即食鸡胸肉微波3分钟，切成片状；生菜洗净。

4 将墨西哥饼皮抹上豆泥，中间放上生菜、鸡胸肉片、炒好的蟹味菇，最后淋上芝麻酱，卷起后对半切开即可。

Note 雀儿料理笔记

- 这道料理的膳食纤维相当丰富，豆泥和蟹味菇能提供足够的饱腹感。
- 芝麻酱吃起来意外的美味，是雀儿大力推荐的酱料，只是选购时尽量选低热款。

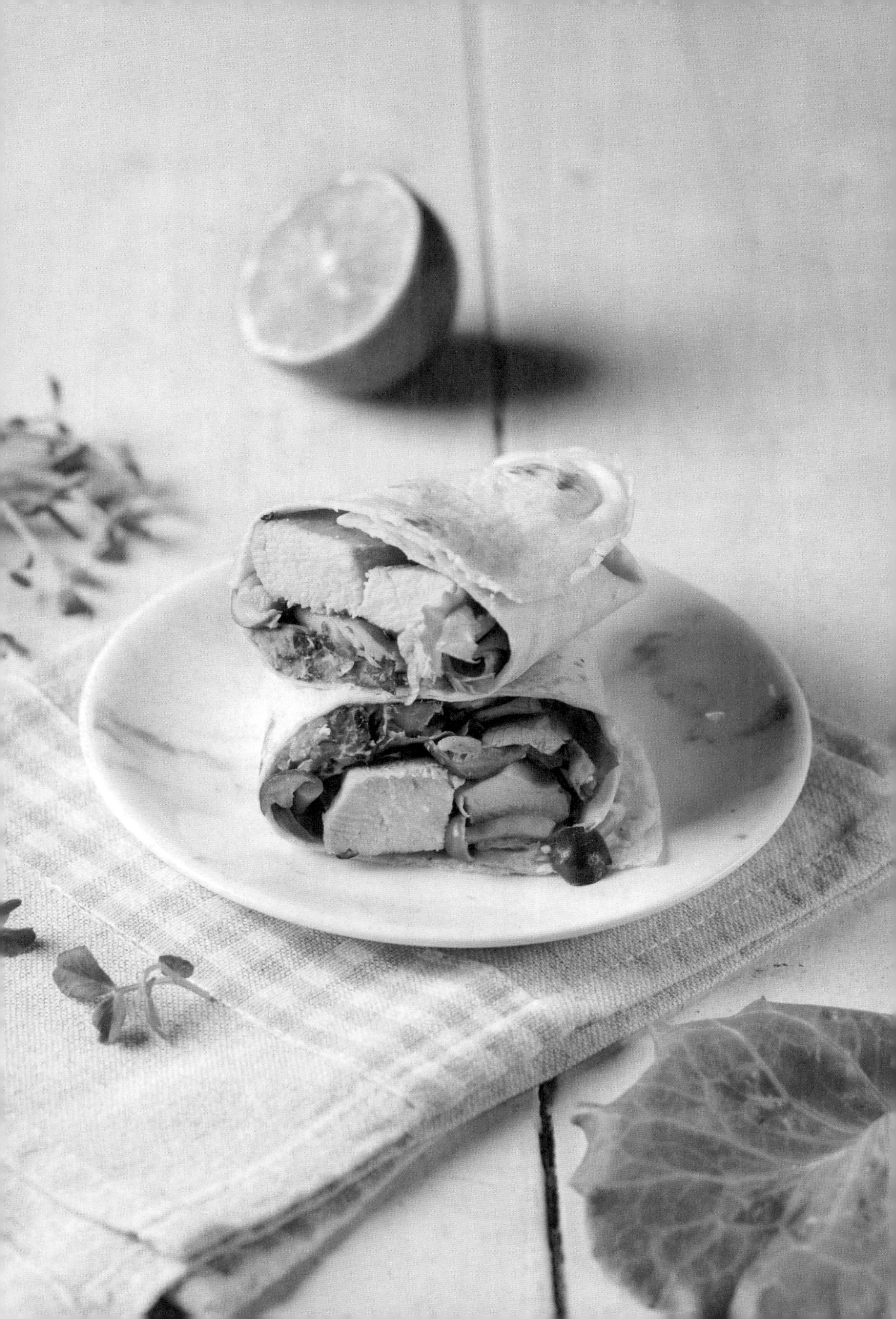

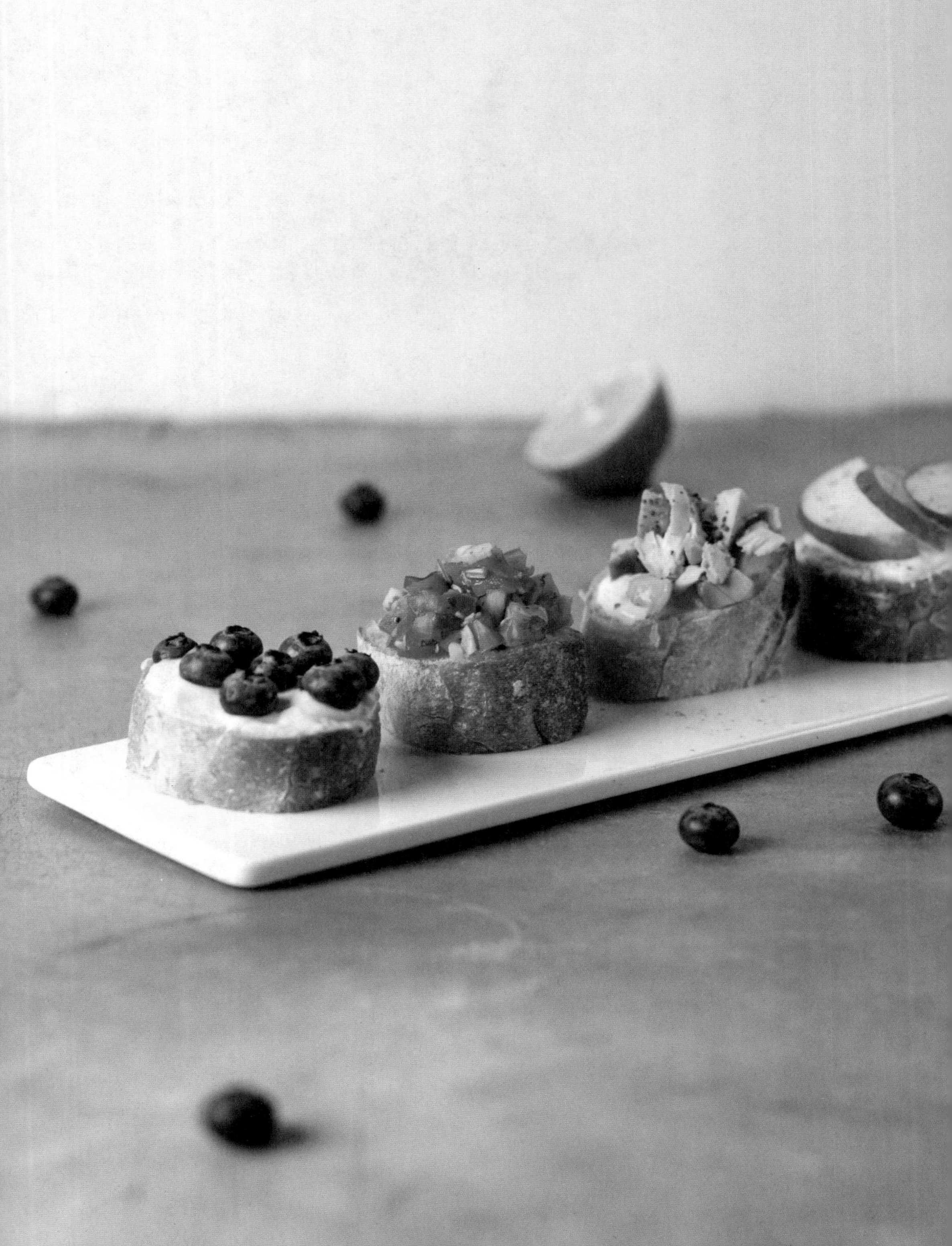

四种口味法棍

香酥法棍

材料

· 法棍…约100克（1片约25克）

做法

将法棍切成4片，放入烤箱中烤约4分钟，至金黄酥脆。

① 蓝莓奶酪

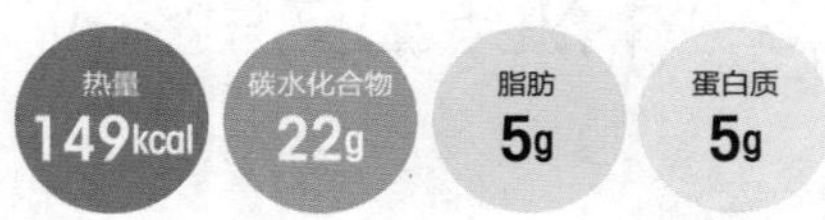

材料

· 香酥法棍…25克
· 低脂奶油奶酪…25克
· 蓝莓…20克
· 蜂蜜…5克
· 海盐…少许

做法

1 蓝莓洗净。

2 香酥法棍上涂低脂奶油奶酪、放上蓝莓、淋上蜂蜜，撒少许海盐。

② 莎莎酱

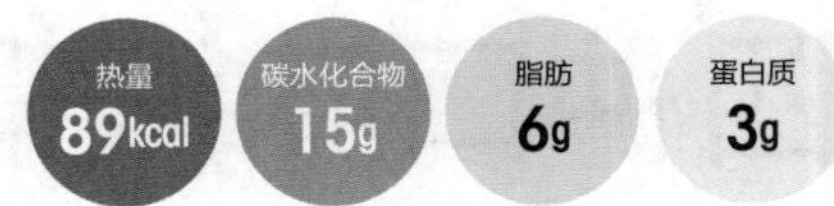

材料

- 香酥法棍…25克
- 初榨橄榄油…少许
- 莎莎酱…15克

（参考P124莎莎鸡胸意大利面中的做法）

做法

香酥法棍上放莎莎酱，再淋上少许初榨橄榄油。

③ 牛油果三文鱼沙拉

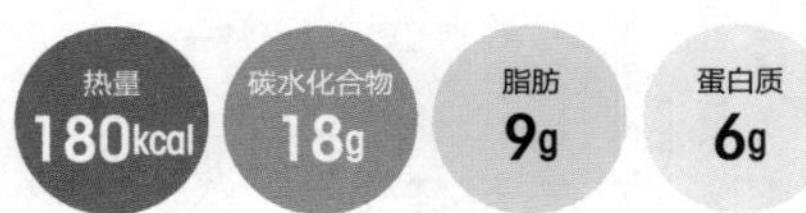

材料

- 香酥法棍…25克
- 低脂奶油奶酪…25克
- 牛油果…20克
- 熟三文鱼肉…20克
- 海盐…少许
- 黑胡椒粉…少许
- 柠檬汁…少许

做法

1. 牛油果洗净，去皮、核，压成泥，再加上熟三文鱼肉、海盐、黑胡椒粉、柠檬汁拌匀，成牛油果三文鱼沙拉。

2. 香酥法棍上涂低脂奶油奶酪和牛油果三文鱼沙拉即可。

④ 肉桂苹果

热量 149kcal | 碳水化合物 22g | 脂肪 5g | 蛋白质 4g

材料

- 香酥法棍…25克
- 低脂奶油奶酪…25克
- 苹果…20克
- 蜂蜜…5克
- 肉桂粉…适量
- 海盐…适量

做法

1 苹果洗净，去核，切片。

2 香酥法棍上涂低脂奶油奶酪，放上苹果片，淋上蜂蜜，撒上肉桂粉和海盐即可。

Note 雀儿料理笔记

这道料理非常适合当派对或宴客时的小点心，全部使用健康无负担的材料，可以享用不同风味的面包，也不用担心发胖。关键是记得选用低脂奶油奶酪，可大幅减少热量！

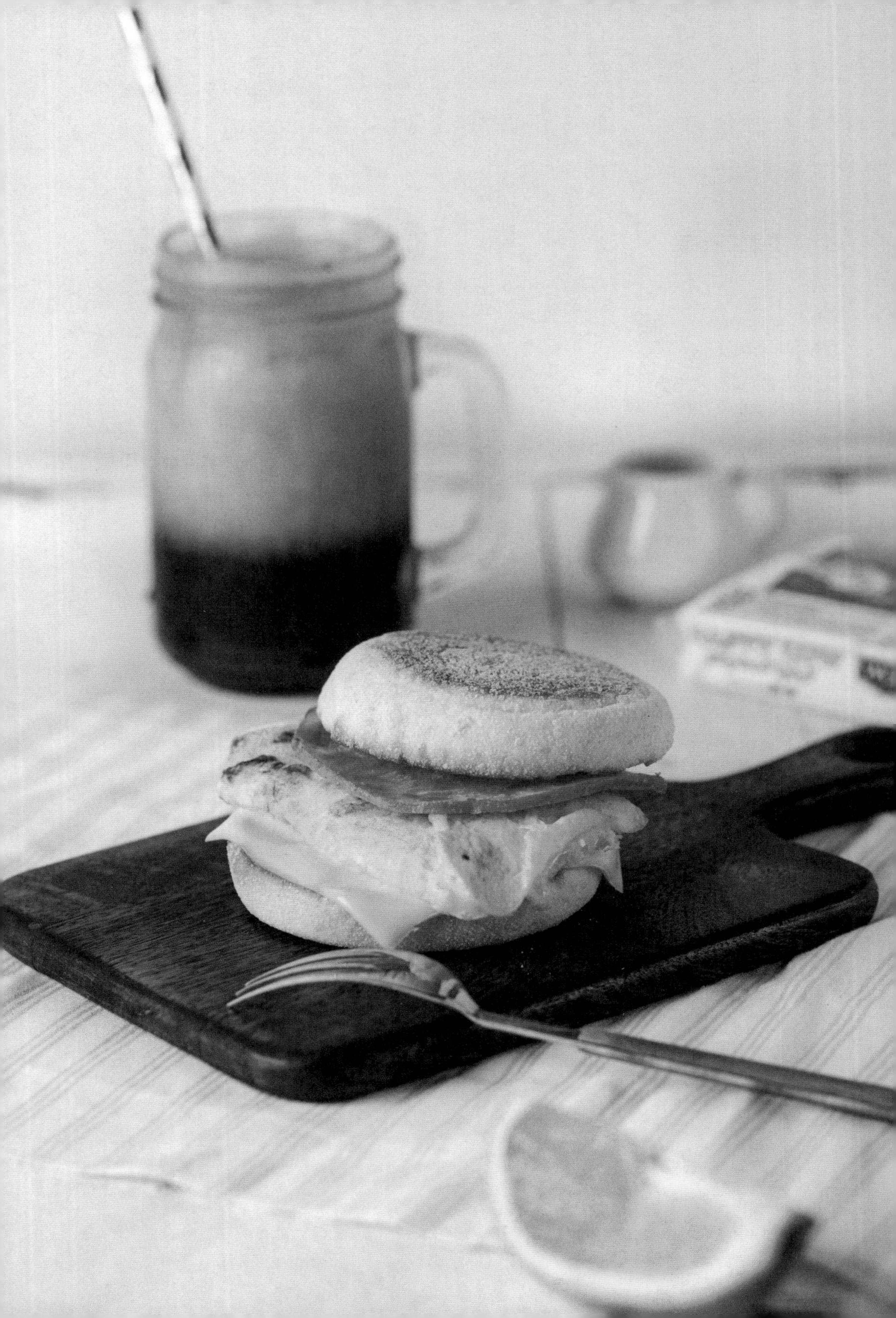

碳水化合物 30g

脂肪 15g

蛋白质 28g

仿麦当劳自制健康玛芬

材料

- 玛芬面包…1份
- 鸡蛋…2个
- 低脂牛奶…50毫升
- 海盐…少许
- 蜂蜜鸡肉切片…1片
- 低脂奶酪片…1片
- 黑胡椒粉…少许

做法

1 取一个大碗，打1个全蛋、1个蛋清、加入低脂牛奶、海盐、黑胡椒粉，用筷子搅打均匀。

2 将不粘锅烧热，倒入蛋液，煎成嫩蛋包备用。

3 将蜂蜜鸡肉切片用不粘锅两面各煎60秒，取出备用。

4 把玛芬面包打开，放上低脂奶酪片，放入烤箱烤3分钟，再依序在放上嫩蛋包、煎好的蜂蜜鸡肉切片，盖上另一片面包即可。

Note 雀儿料理笔记

这款仿麦当劳的火腿玛芬将火腿替换成低脂肪的鸡肉片，奶酪也选用低脂的，减少了许多热量，还能满足想吃快餐欲望的你。

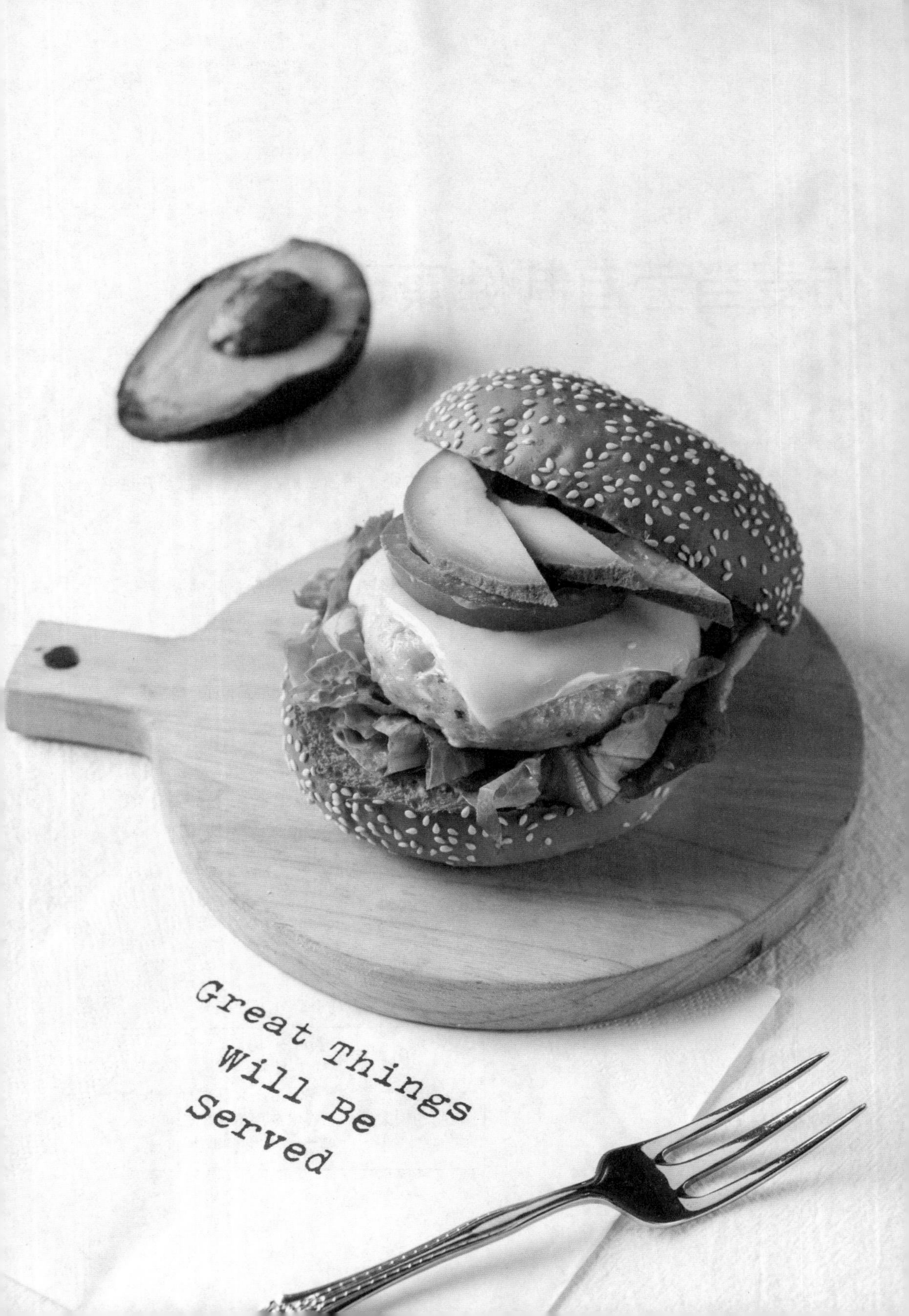
Great Things
Will Be
Served

脂肪 17g

蛋白质 40g

牛油果低脂鸡肉汉堡

材料

- 汉堡面包…1份
- 低脂奶酪片…1片
- 生菜…2片
- 番茄…20克
- 牛油果…20克
- 椰子油…5克
- 鸡胸肉…100克
- 洋葱…25克
- 盐…少许
- 黑胡椒粉…少许
- 辣椒粉…少许
- 孜然粉…少许
- 烟熏红椒粉…少许

零卡黄芥末酱

黄芥末酱…适量

零卡糖…少许

将所有材料混合均匀即可。

做法

1 鸡胸肉洗净；洋葱洗净，去老皮，切丁；生菜洗净，切丝；番茄洗净，切片；牛油果洗净，去皮、核，切片。

2 将鸡胸肉用肉槌敲打成薄片状，再用菜刀剁成泥，放到大碗中，将洋葱丁与肉饼所需其他调味料放入，搅拌均匀。手蘸上少量的水，从碗中挖起肉馅，在手中反复拍打，成汉堡排状。

3 起锅放椰子油，将鸡肉排煎至两面金黄出锅，放上低脂奶酪片。

4 将汉堡面包用烤箱烤至金黄，内侧抹上零卡黄芥末酱，放上生菜丝、奶酪鸡肉排、番茄片、牛油果片即可。

Note 雀儿料理笔记

这款汉堡虽然使用的是鸡胸肉但是一点也不柴，反而多汁饱满！记得在做汉堡肉时要反复拍打。多汁的鸡胸肉排配上富含优质油脂的牛油果，完美！

脂肪
8g

蛋白质
49g

莎莎鸡胸意大利面

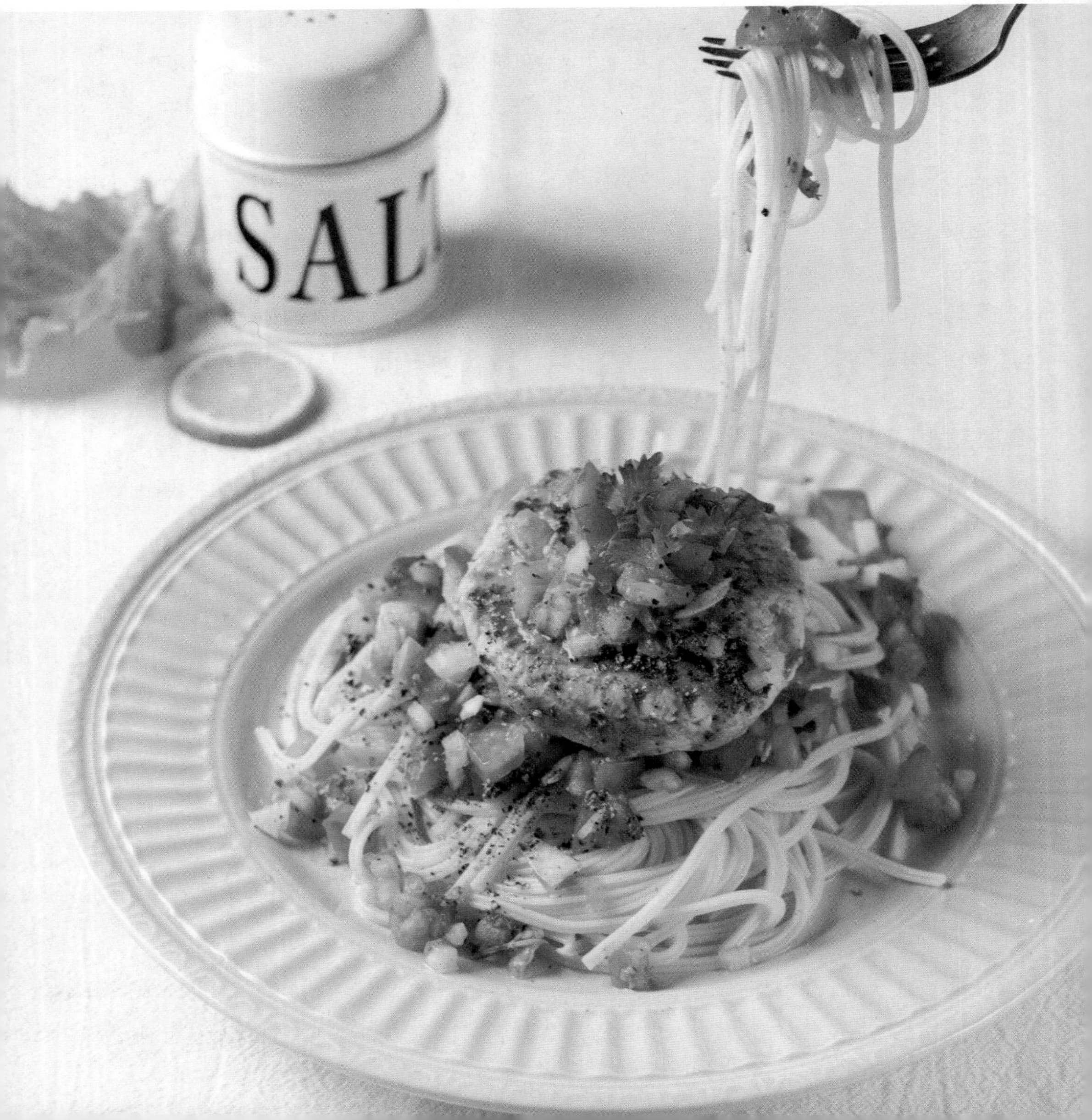

材料

- 意大利面…70克
- 鸡胸肉…150克
- 洋葱…15克
- 盐…适量
- 黑胡椒粉…适量
- 蒜末…少许
- 椰子油…5克
- 橄榄油…少许

莎莎酱（900克）

柿子椒丁…75克
红甜椒丁…75克
小黄瓜丁…75克
洋葱丁…75克
番茄丁…560克
盐…适量
黑胡椒粉…适量
蒜末…少许
辣椒…少许
香菜末…少许
柠檬汁…15克

将所有材料放入碗中，搅拌均匀即可。

做法

1 鸡胸肉洗净；洋葱洗净，去老皮，切丁。

2 将鸡胸肉先用肉槌敲打成片状，用菜刀剁成泥状后放到大碗中，将洋葱丁与盐、黑胡椒粉放入搅拌均匀。手蘸水，于碗中挖起一球肉馅，在手中反复拍打成汉堡排状。锅烧热，放入椰子油，下入鸡肉排，煎至两面金黄，起锅备用。

3 起锅烧水，水开放入意大利面，按照包装上的做法煮面，提早2~3分钟起锅。面条出锅后加入少许橄榄油拌匀，避免粘连。

4 锅烧热，放蒜末炒香，放入面条翻炒加热，起锅盛盘。接着放上煎好的鸡胸肉排，淋上适量莎莎酱，撒上适量盐与黑胡椒粉调味即可。

Note 雀儿料理笔记

- 面条出锅后加少量橄榄油，可避免面条粘连，再炒时可直接下锅，减少一些热量摄取。
- 莎莎酱做好后请尽快食用，避免番茄过度出水。
- 这款面热量不高但饱腹感十足，扎实多汁的汉堡排搭配莎莎酱，吃起来非常清爽，是一款适合运动后享用的料理。

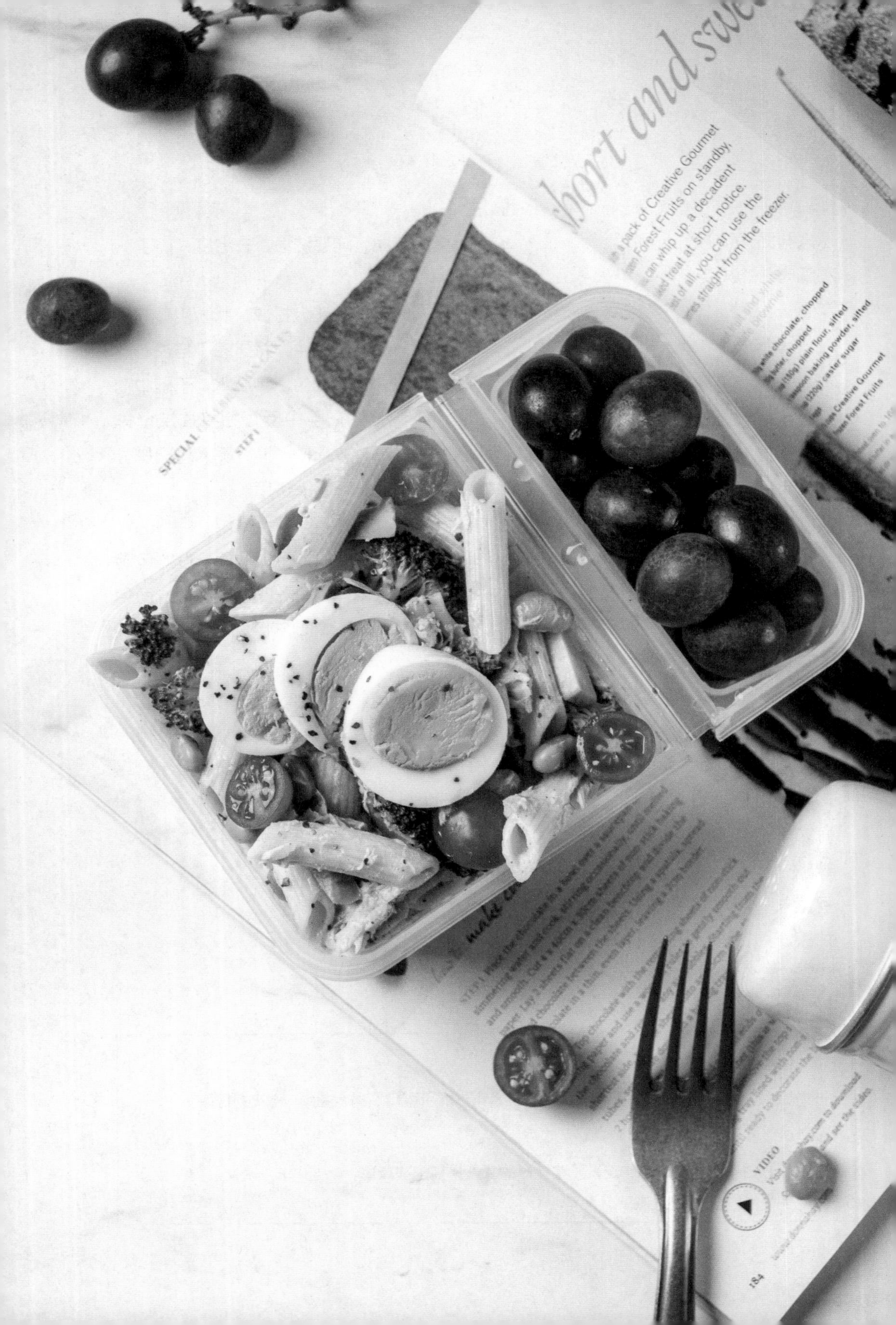
pack of Creative Gourmet
Forest Fruits on standby,
can whip up a decadent
treat at short notice.
of all, you can use the
straight from the freezer.
chocolate, chopped
plain flour, sifted
baking powder, sifted
caster sugar
Creative Gourmet
Forest Fruits
SPECIAL
STEP 1
VIDEO
184

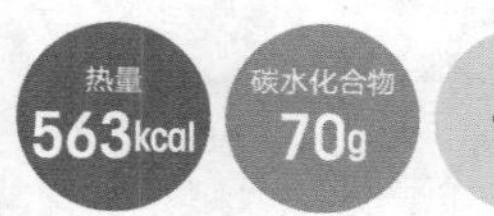

鲔鱼沙拉笔管面

材料

- 笔管面…60克
- 西蓝花…50克
- 毛豆粒…40克
- 牛油果…40克
- 水煮蛋…1颗
- 小番茄…10颗

鲔鱼沙拉

水浸鲔鱼罐头…95克
酸奶…50克
柠檬汁…适量
零卡糖…少许
海盐…适量
黑胡椒粉…适量

将所有材料混合均匀即可。

做法

1 毛豆粒洗净；西蓝花、小番茄洗净，切块；牛油果洗净，去皮、核，切丁；水煮蛋去皮，切片。

2 起锅烧水，水开后放入笔管面，依外包装上的做法将面条煮熟，捞出备用；另起一锅水，放入西蓝花与毛豆粒烫熟，捞出备用。

3 碗中放入煮熟的笔管面，放上鲔鱼沙拉、水煮蛋片、烫熟的毛豆、西蓝花、牛油果丁与小番茄块即可。

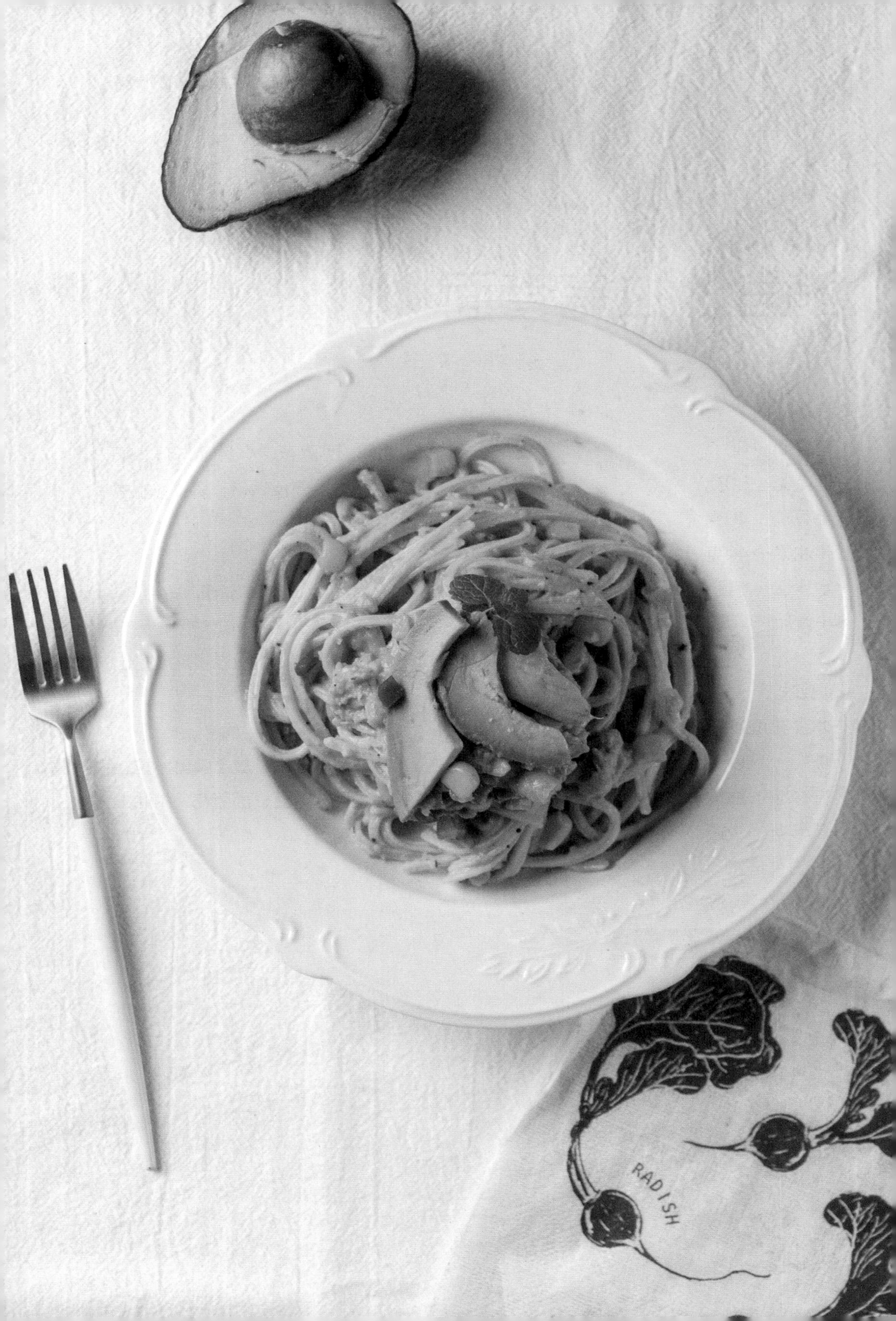
RADISH

（1人份）

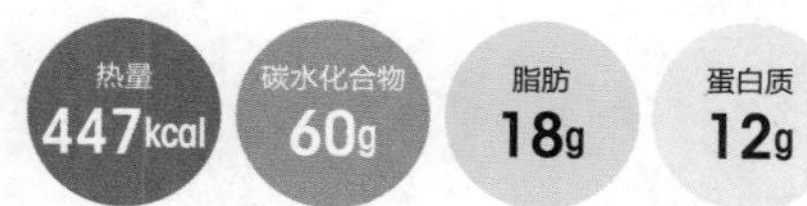

浓郁牛油果意大利面

材料（2人份）

- 意大利面…120克
- 牛油果…120克
- 鲜罗勒叶…120克
- 蒜…适量
- 柠檬汁…30毫升
- 海盐…适量
- 黑胡椒粉…适量
- 橄榄油…15毫升
- 红甜椒…50克
- 罐装玉米粒…100克

做法

1 牛油果洗净，去皮、核，切3片备用，剩下切块；鲜罗勒叶洗净；红甜椒洗净，切丁。

2 起锅烧水，待水沸后放入少许海盐，倒入意大利面，按照包装的做法煮面，煮熟后捞出沥干备用。

3 将牛油果块、鲜罗勒叶、蒜和柠檬汁，放入果汁机中，加入海盐和黑胡椒粉一起搅打，中途分次加入橄榄油，直至乳化成牛油果酱。

4 取一个大盘，放入煮熟的意大利面和牛油果酱，撒上甜椒丁与罐装玉米粒，放上牛油果片装饰即可。

Note 雀儿料理笔记

这道料理很适合素食者或在运动后享用，因其含有丰富的碳水化合物与优质脂肪，也适合身材过瘦希望增肌的人。如果觉得蛋白质不够，可再搭配一杯高蛋白饮料。牛油果酱的风味浓郁却不失清爽，柠檬微酸的滋味让整道料理更有层次。

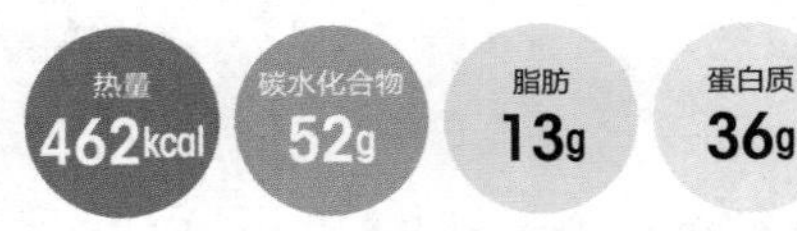

三文鱼菌菇意面

材料

- 三文鱼…150克
- 意大利面…60克
- 小黄瓜…60克
- 蟹味菇…40克
- 低脂牛奶…50毫升
- 海盐…少许
- 黑胡椒粉…少许
- 迷迭香碎…少许
- 柠檬汁…适量

做法

1 三文鱼洗净；小黄瓜洗净，切片；蟹味菇洗净，去老根。

2 不粘锅烧热，直接放入三文鱼，开中小火煎至两面微焦，出锅备用。

3 起锅烧水，水煮沸后放入少许海盐，倒入意大利面，按包装上的做法煮面，提早1~2分钟起锅，捞出沥干备用。

4 不粘锅中倒入小黄瓜片与蟹味菇，撒入适量海盐与黑胡椒粉，稍微翻炒后放入煮熟的意大利面，再倒入低脂牛奶，撒上迷迭香料，继续翻炒3~5分钟，待蟹味菇熟透后起锅装盘。

5 于意大利面上方，放上煎好的三文鱼，淋上柠檬汁，再依个人喜好撒上迷迭香碎即可。

Note 雀儿料理笔记

- 建议大家使用不粘锅，这样就不需另外放油。
- 煮意大利面时不要煮到全熟，主要是为了避免过度烹饪，使面条口感过软。

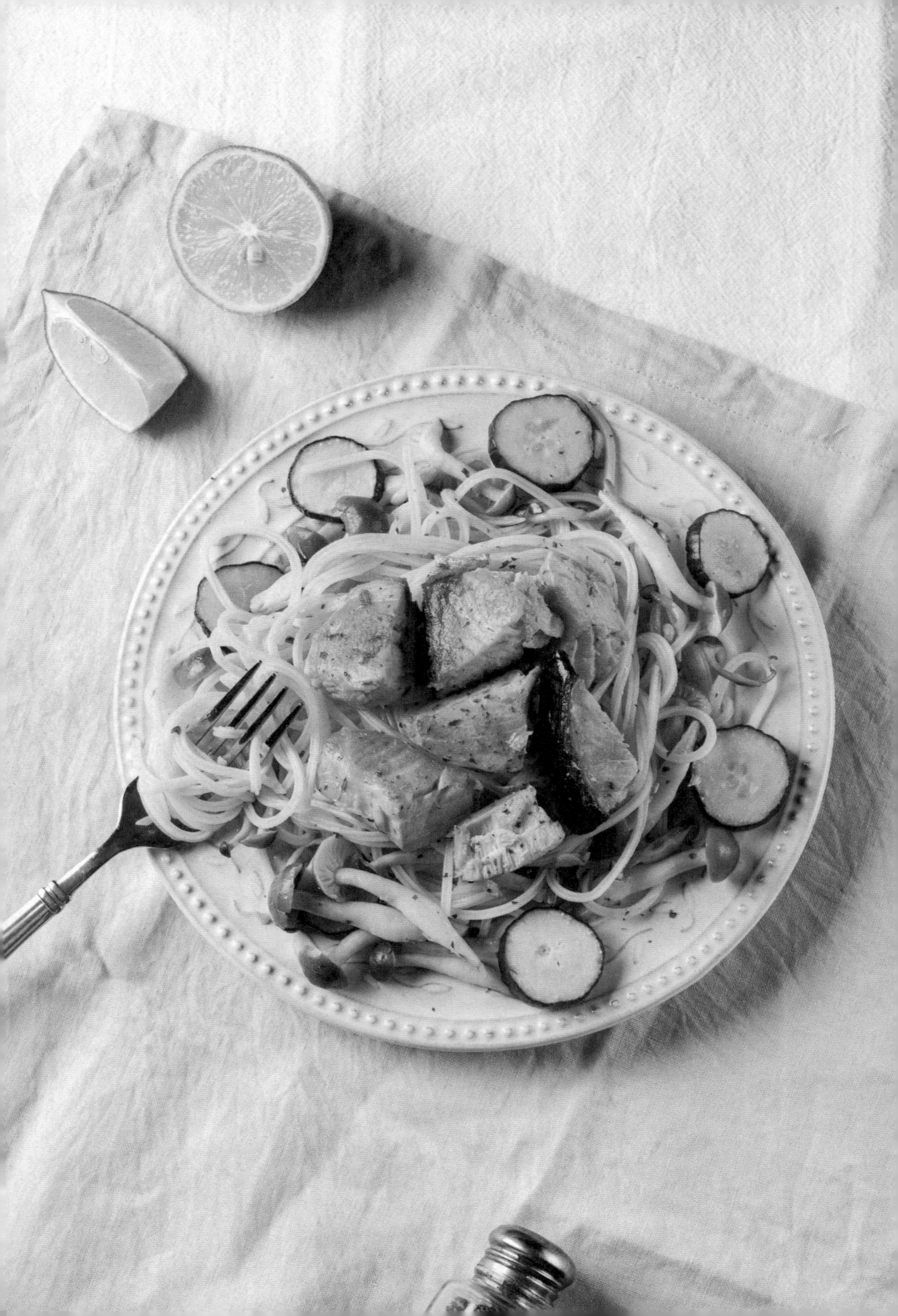

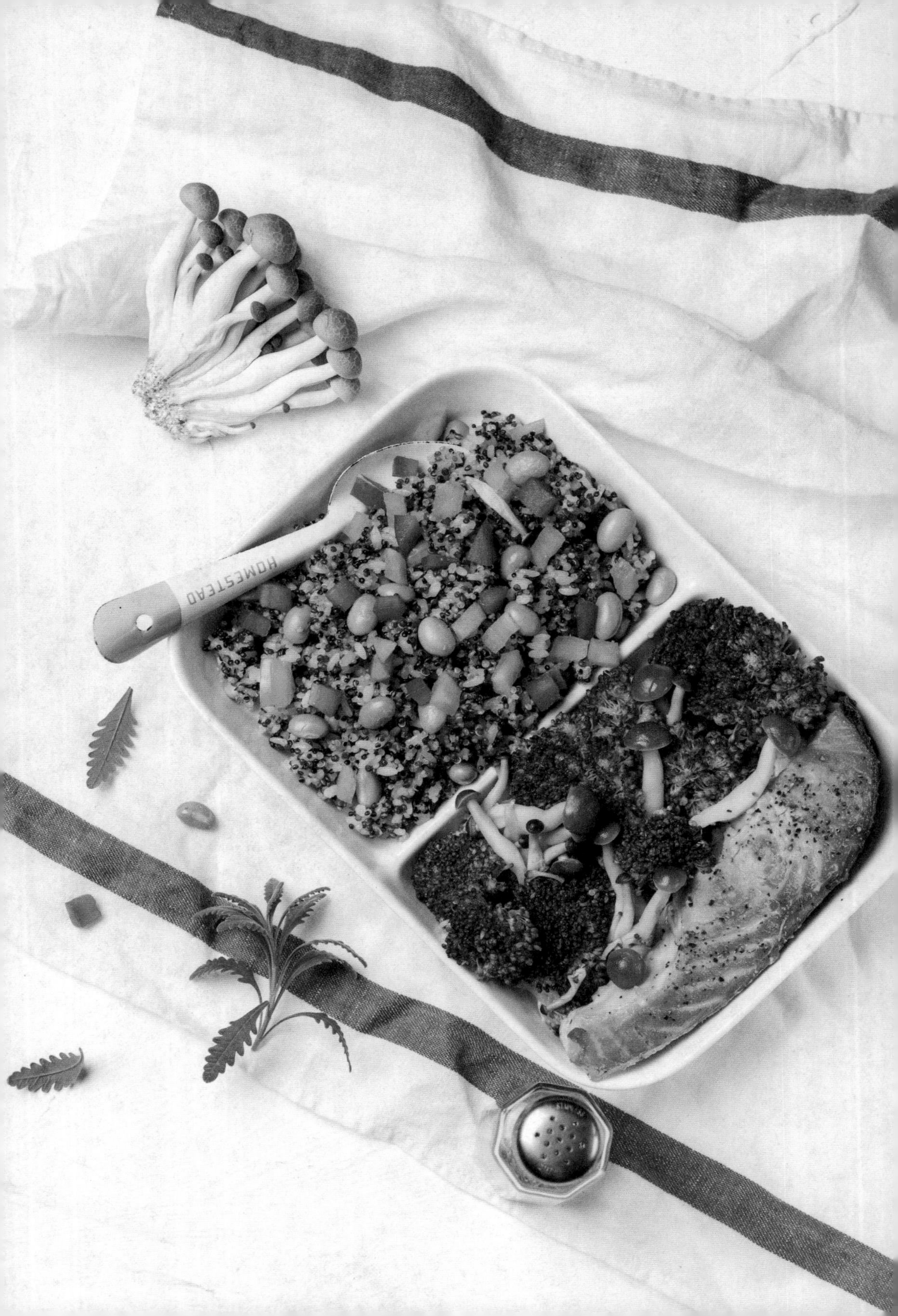
HOMESTEAD

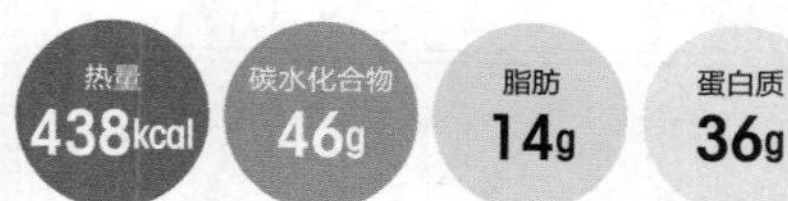

三文鱼藜麦便当

材料

- 三文鱼…100克
- 熟藜麦饭…1人份
（请参照P134藜麦饭的做法）
- 毛豆粒…50克
- 西蓝花…100克
- 红甜椒…30克
- 黄甜椒…30克
- 蟹味菇…50克
- 海盐…适量
- 蒜末…少许

做法

1 蟹味菇洗净毛豆粒和红、黄甜椒分别洗净，甜椒切丁；西蓝花洗净，切块。西蓝花块连同毛豆粒、甜椒丁开水下锅煮10分钟。

2 三文鱼洗净擦干，将两面均匀抹上海盐备用。

3 将平底锅加热，先放入蒜末，再放入处理好的三文鱼，煎至两面金黄，盛起备用。

4 不洗锅直接放入蟹味菇与西蓝花块清炒，至蟹味菇熟透。

5 饭盒盛入藜麦饭，放上煮熟的毛豆粒与甜椒丁，再放入炒好的西蓝花蟹味菇与煎好的三文鱼，美味的便当就完成了。

Note 雀儿料理笔记

藜麦饭吃起来较有口感，在米饭中混入藜麦也可增添口感。藜麦是蛋白质较高的主食，是近几年来特别受欢迎的超级食物。

Column

★★★

藜麦饭做法

材料（4人份）

- 大米…120克
- 藜麦…120克

做法

1 跟一般煮饭步骤相同，先用量杯装好大米的分量。

2 将大米温柔快速地洗净后沥干，大米：水以1：1.2 的比例添加。

3 用量杯装好大约半杯分量的藜麦。放在筛网里面稍微冲洗一下即可，避免流到水槽中。

4 将洗好的大米和藜麦放入电饭锅，放入适量的水选择煮饭的功能即可，每个品牌的电饭锅时间不一样，一般需要0.5~1小时。

5 饭煮好后不用急着开启，可再闷10分钟。打开锅盖后使用饭匙轻轻地上下拌匀，让蒸汽散出。

藜麦也可换为糙米或胚芽米，注意糙米需提前用温水浸泡3～4小时，米：水按1：1.5 的比例，这样既能保留糙米的营养，口感也不会过硬。

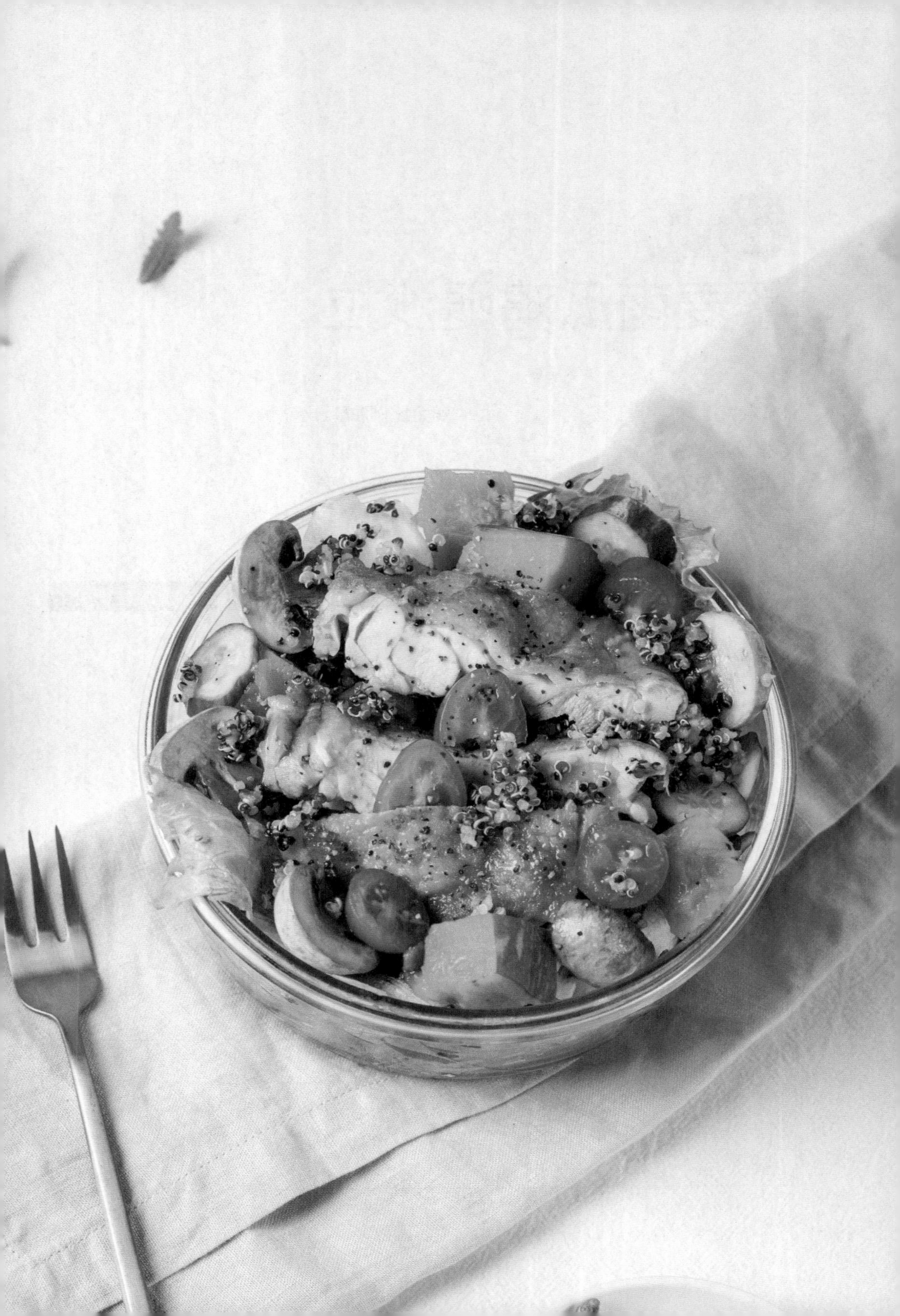

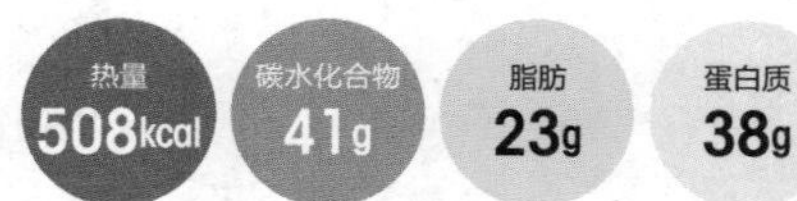

藜麦南瓜鸡腿沙拉

材料

- 鸡腿肉…150克
- 南瓜…150克
- 蘑菇…50克
- 藜麦…20克
- 盐…适量
- 黑胡椒粉…适量
- 生菜…10克
- 小黄瓜…100克
- 小番茄…50克
- 苹果…100克

黄金比例油醋汁

海盐…少许
胡椒粉…适量
红酒醋…10毫升
紫苏油…10毫升

将所有材料放入罐子中，摇至乳化均匀即可。

Note 雀儿料理笔记

- 教大家一个辨认藜麦是否煮熟的小技巧，若藜麦已冒出白色的小芽即代表已经熟了。
- 用紫苏油取代传统的橄榄油可摄取更丰富的营养物质，在润肠通便的同时，还能维持饱腹感。

做法

1 将南瓜洗净，去皮、子，切成块，上锅蒸熟；藜麦与水的比例为1：1，放入电饭锅蒸熟。

2 将蘑菇洗净，切片，放入沸水中烫熟；生菜洗净，切丝备用；小黄瓜洗净，切片；小番茄洗净，切半；苹果洗净，去皮、核，切成小块。

3 将鸡腿肉洗净，用纸巾完全吸干，在较厚的部分打花刀。鸡皮朝下入平底锅，盖上锅盖中火煎4分钟，闻到有香味即可翻面。

4 翻面后撒上盐、黑胡椒粉调味，盖上锅盖续煎3分钟，完成后切块。

5 沙拉碗中放入生菜丝、小黄瓜片，再放上蒸熟的南瓜块、藜麦、蘑菇片、切半小番茄与苹果块，最后放上切块鸡腿，淋上黄金比例油醋汁即可。

（1人份）

热量 506kcal | 碳水化合物 51g | 脂肪 13g | 蛋白质 50g

葱烧罗非鱼鲜蔬蛋炒饭

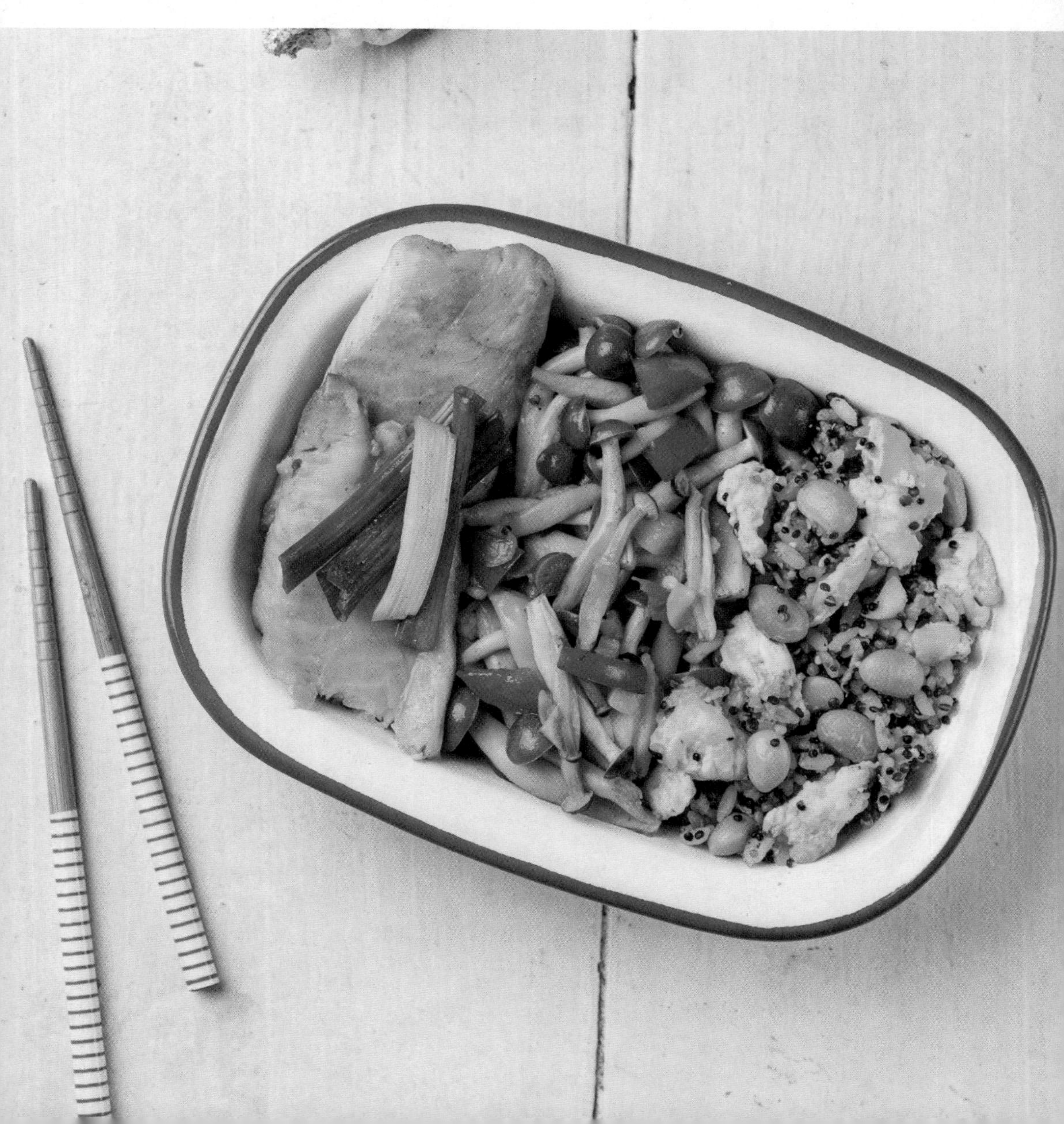

材料（2人份）

- 罗非鱼…300克
- 红甜椒…150克
- 毛豆粒…100克
- 蟹味菇…100克
- 鸡蛋…2个
- 海盐…适量
- 藜麦饭…2人份
（请参照P134藜麦饭的做法）
- 葱段…适量

腌料

酱油…15毫升
米酒…15毫升
味醂…15毫升
盐…适量
黑胡椒粉…适量
辣椒粉…适量

将所有材料混合均匀即可。

做法

1 将毛豆粒洗净，放入滚水中，煮10分钟，捞出备用；蟹味菇洗净；红甜椒洗净，切丁。

2 罗非鱼洗净，用腌料腌渍约20分钟。

3 将不粘锅加热，不放油直接下腌好的罗非鱼，再放入葱段，煎至鱼肉两面呈金黄色，盛出备用。

4 不洗锅直接放入蟹味菇与红甜椒丁，炒至熟透，盛起备用。

5 锅中打入1个鸡蛋，撒上适量海盐微微拌炒，再倒入藜麦饭炒成蛋炒饭。

6 便当盒中盛入藜麦蛋炒饭，放上煮熟的毛豆、甜椒炒蟹味菇、香煎罗非鱼和葱段，美味的便当就完成了！

Note 雀儿料理笔记

米酒、味醂、酱油是调味料中常用的腌渍好帮手，热量较低，还可去除腥味，是制作减脂餐的好选择。

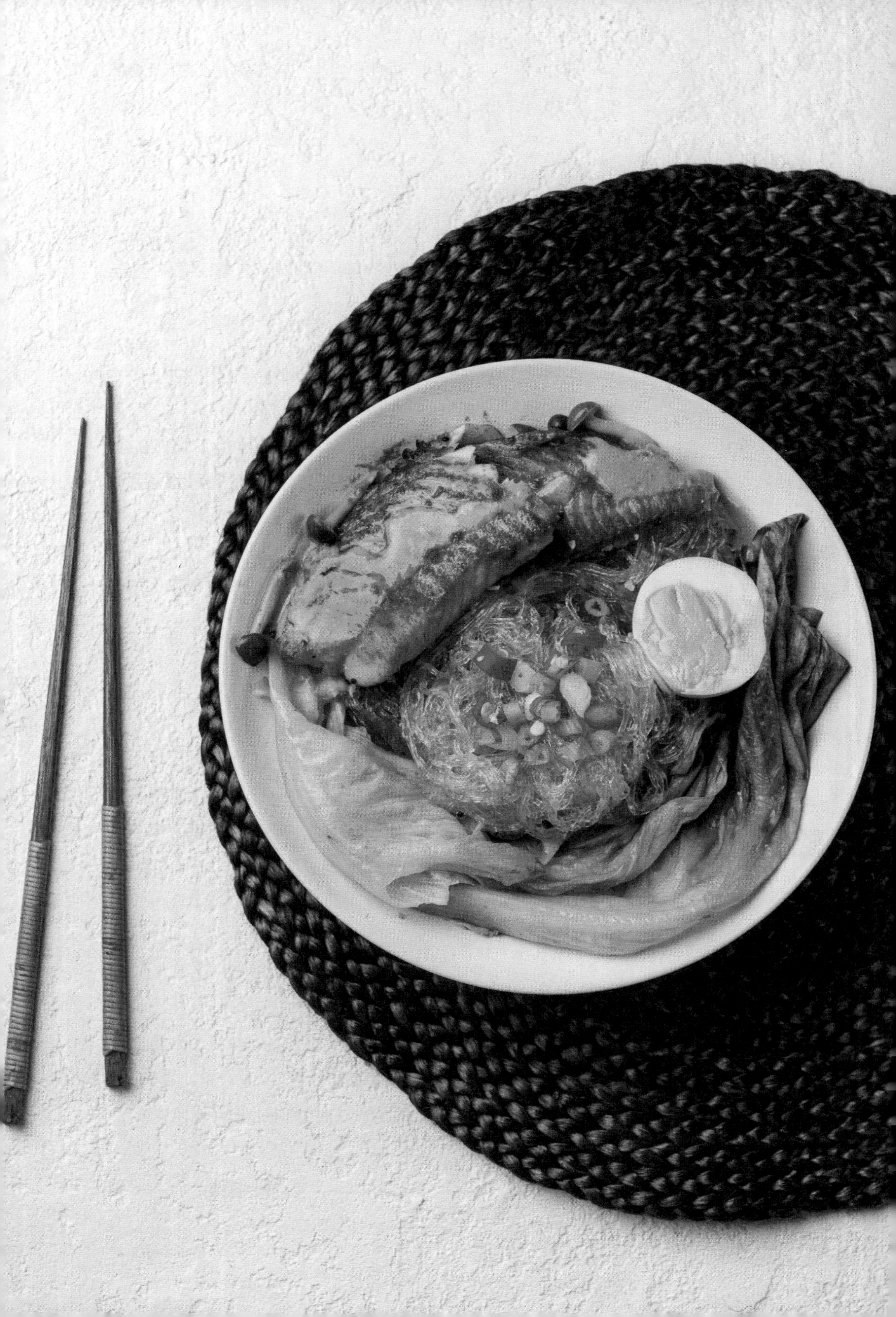

脂肪 10g

蛋白质 41g

味噌罗非鱼粉

材料

- 罗非鱼…150克
- 粉丝…40克
- 生菜…100克
- 水煮蛋…1个
- 蟹味菇…80克
- 葱花…少许
- 辣椒圈…少许

腌料

味醂…10毫升
米酒…10毫升
黑胡椒粉…少许
卡宴辣椒粉…少许
酱油…10毫升

将所有材料混合均匀即可。

蜂蜜味噌酱

味噌…15克
蜂蜜…5克
酱油…5毫升
水…10毫升

将所有材料混合均匀即可。

做法

1 罗非鱼洗净，用腌料腌渍约20分钟。

2 将不粘锅加热，不放油直接下腌好的罗非鱼，煎至鱼肉两面呈金黄色，盛出备用。

3 生菜、蟹味菇洗净，与粉丝放入滚水中，煮2~3分钟，捞出备用；水煮蛋去壳，切半。

4 碗内放入处理好的粉丝、生菜、蟹味菇、切半水煮蛋、煎好的罗非鱼，撒上葱花与辣椒圈，再淋上蜂蜜味噌酱即可。

Note 雀儿料理笔记

味噌是发酵食品，含有丰富的蛋白质，还含有铁、钙、锌及丰富的B族维生素，发酵后营养成分人体更容易吸收，是减脂期百搭的低脂酱料。但味噌钠含量偏高，注意不要摄取过多。

脂肪
13g

蛋白质
47g

辣味鸡胸姜黄奶酪笔管面

材料

- 鸡胸肉…130克
  （事先用盐水浸泡冷藏一晚）
- 笔管面…60克
- 马苏里拉奶酪…20克
- 红甜椒…50克
- 黄甜椒…50克
- 蒜末…少许
- 洋葱…50克
- 低脂牛奶…80毫升
- 海盐…少许
- 黑胡椒粉…少许
- 姜黄粉…5克
- 柠檬汁…适量
- 椰子油…5克

做法

1 红、黄甜椒洗净，去蒂、切丝；洋葱去老皮，洗净，切丁。

2 起锅烧水，水沸后放入少许海盐，倒入笔管面，按照包装上的做法煮熟，捞出备用。

3 起锅放椰子油和蒜末、洋葱丁炒香，放入鸡胸肉煎至两面金黄，再放入红、黄甜椒丝炒至焦香，倒入牛奶，放入海盐、黑胡椒粉与姜黄粉大火煮，煮沸后转小火焖煮10分钟。

4 倒入煮熟的笔管面，放入马苏里拉奶酪拌炒约5分钟，起锅盛盘，最后挤上柠檬汁即可。

Note 雀儿料理笔记

姜黄是可提升免疫力的优良食材，还能促进代谢，黑胡椒中的胡椒碱能帮助姜黄吸收。这道带有墨西哥风味的料理，用低脂牛奶制作，即使是减脂期也能安心享用。

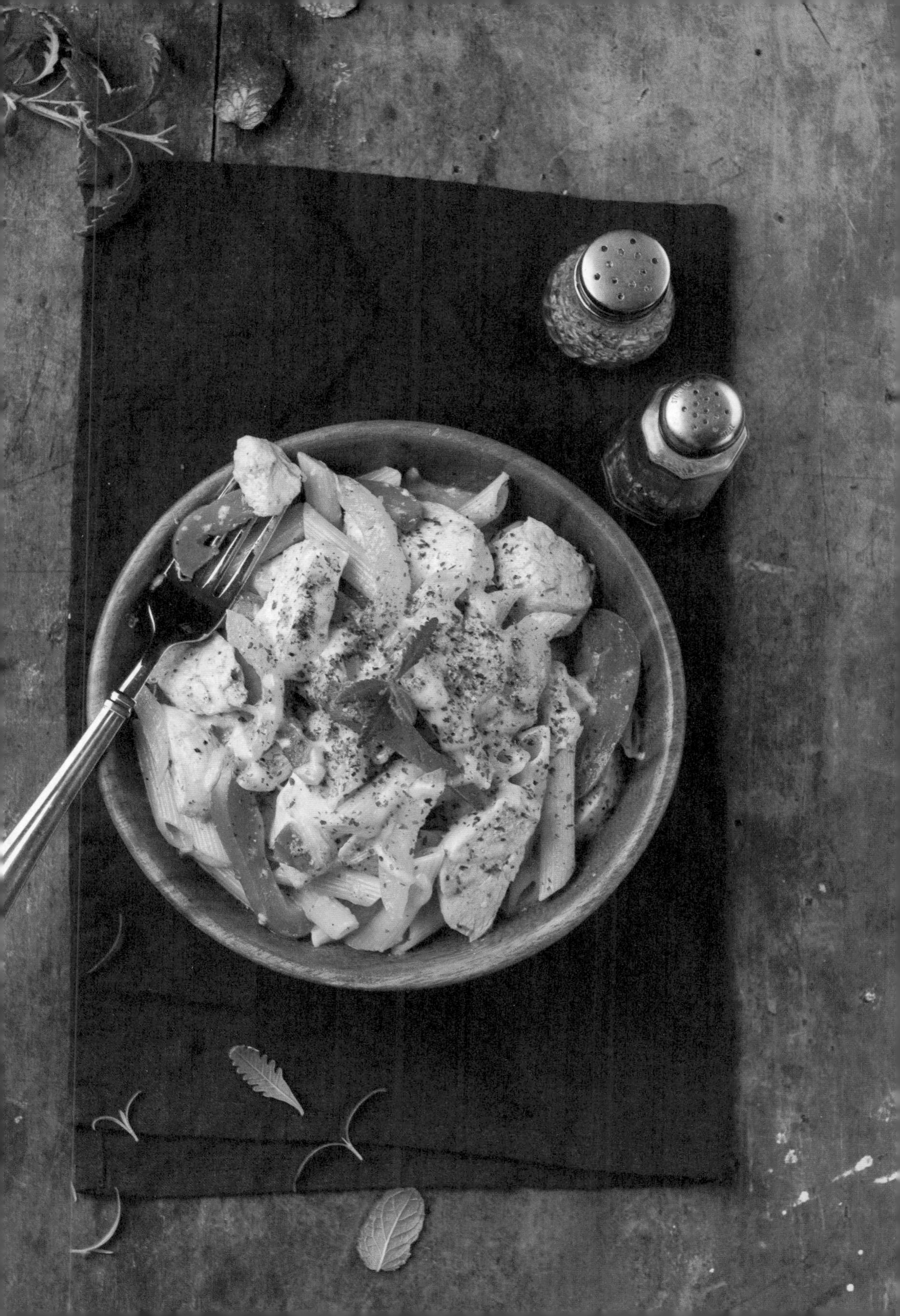

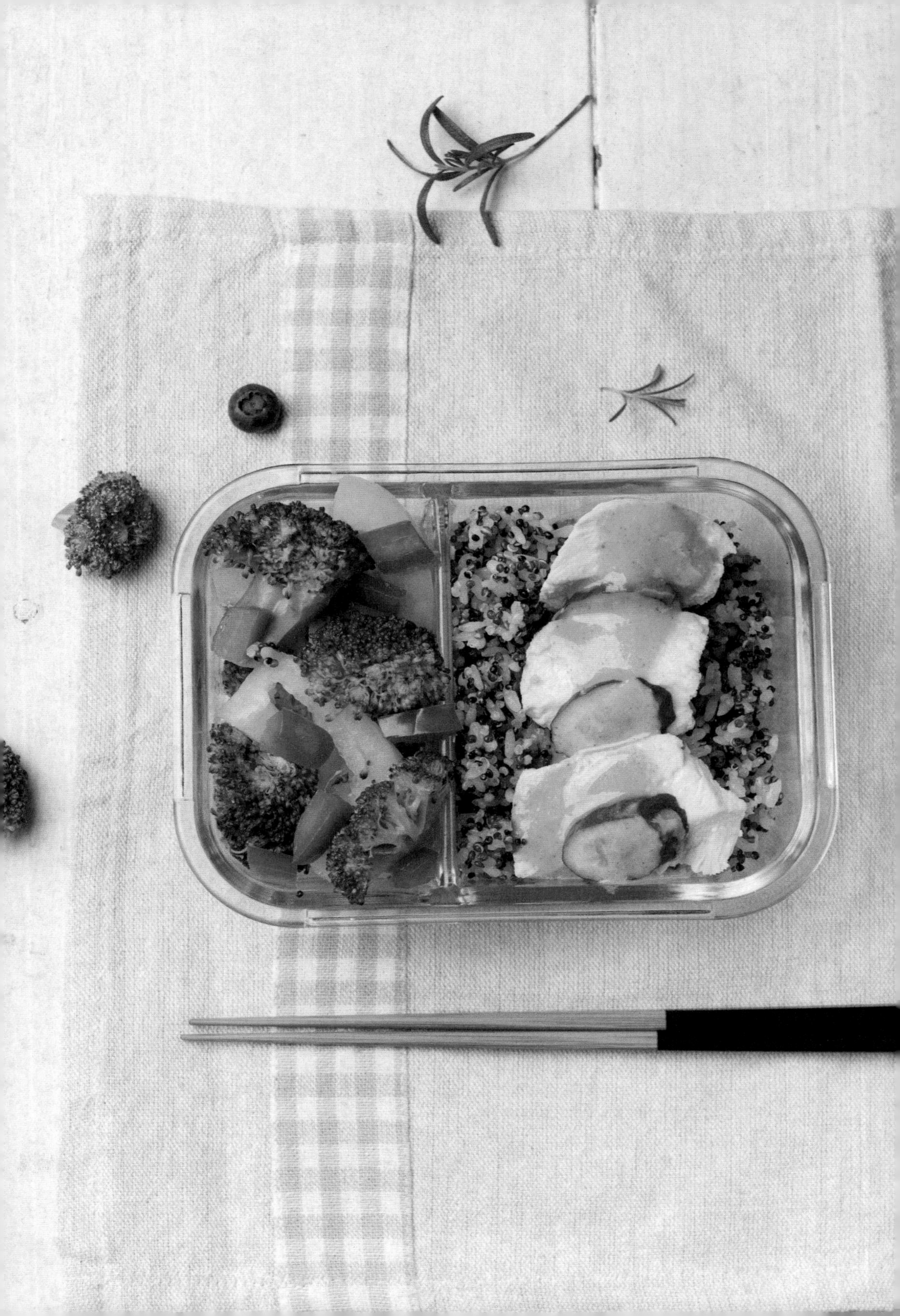

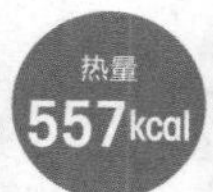

脂肪
13g

蛋白质
63g

味噌鸡胸藜麦饭便当

材料

- 鸡胸肉…200克
- 红甜椒…50克
- 黄甜椒…50克
- 西蓝花…100克
- 小黄瓜…20克
- 蒜末…少许
- 海盐…适量
- 黑胡椒粉…适量
- 藜麦饭…1人份

（请参照P134藜麦饭的做法）

- 椰子油…5克

味噌酱

味噌…15克
米酒…10毫升
味醂…15毫升
零卡糖…适量
辣椒粉…适量

将所有材料均匀混合即可。

做法

1 小黄瓜洗净，切片；红、黄甜椒洗净，去蒂、子，切丁；鸡胸肉洗净，切成块状，用海盐抓均，腌制约15分钟。

2 起锅放椰子油，下蒜末炒香，再放入鸡胸肉，大火煎1分钟翻面，改小火煎10分钟。

3 西蓝花洗净，切块，连同甜椒丁沸水下锅煮5分钟，捞起备用。

4 便当盒盛入藜麦饭，放上煎熟的鸡胸肉与小黄瓜片，再淋上味噌酱，再放上煮熟的西蓝花块与甜椒丁，撒上海盐与黑胡椒粉即可。

Note 雀儿料理笔记

本品中的蔬菜与肉类没有过多的调味，可品尝到食物的原味，仅用味噌酱即可让减脂期便当更加美味且富有变化，是既简单又适合上班族的美味便当。

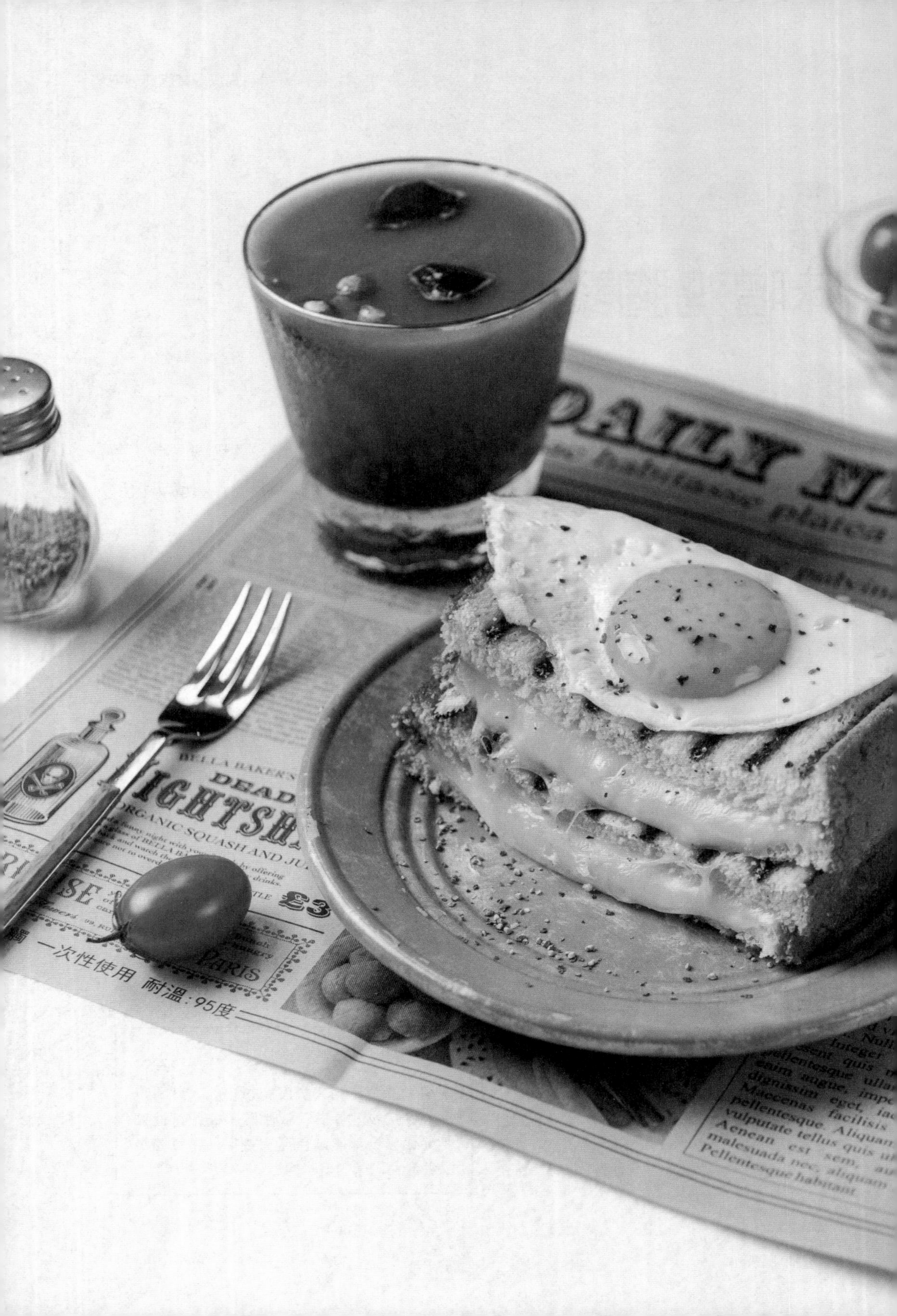
DAILY
BELLA BAKER'S
DEAD
ORGANIC SQUASH AND JU
£3
PARIS
一次性使用 耐温:95度

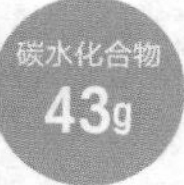

脂肪 14g　蛋白质 24g

烤奶酪半熟蛋三明治

材料

- 吐司…2片
- 马苏里拉奶酪…20克
- 低脂奶酪片…1片
- 鸡蛋…1个
- 雪莲果糖浆…10毫升
- 蒜盐…适量
- 黑胡椒粉…适量

做法

1. 在2片吐司中间夹入马苏里拉奶酪与低脂奶酪片。
2. 将夹好奶酪的吐司放入三明治早餐机，烤至金黄酥脆。
3. 不粘锅烧热，打入1个鸡蛋，锅边倒入一点水，等蛋清熟透、蛋黄半熟时盛起。
4. 将吐司切半重叠放入盘中，最上方放上半熟蛋，撒上蒜盐与黑胡椒粉，再淋上一点雪莲果糖浆即可。

Note 雀儿料理笔记

雪莲果糖浆吃起来口感类似蜂蜜或枫糖浆，这道料理选用低脂奶酪片，大幅降低料理的热量，是减脂期也能享用的美味三明治。

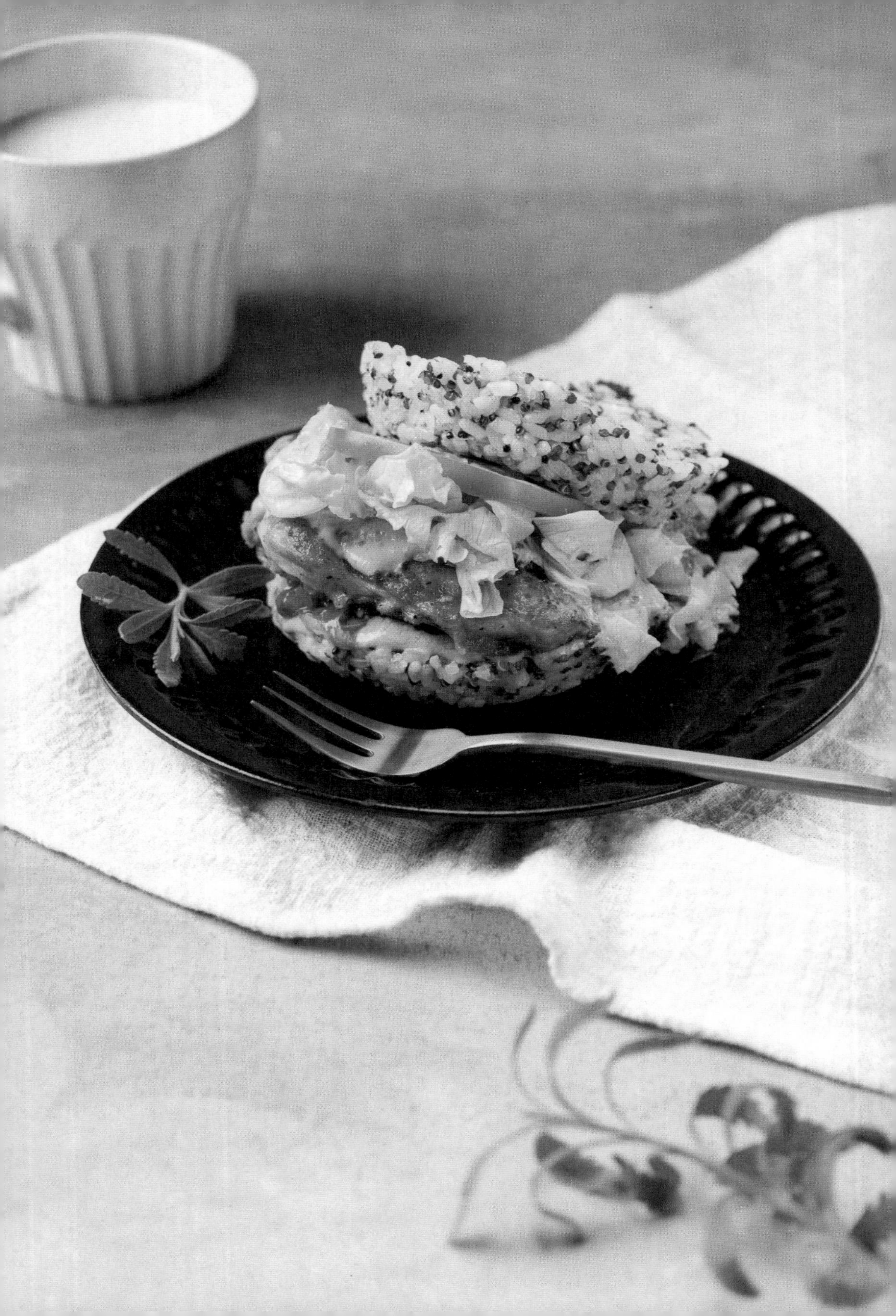

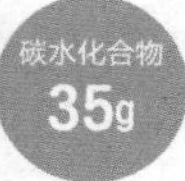

脂肪 14g
蛋白质 38g

藜麦青柠鸡腿米汉堡

材料

- 鸡腿肉…150克
- 生菜…20克
- 洋葱…20克
- 番茄…10克
- 熟藜麦饭…1人份
（请参照P134藜麦饭的做法）
- 柠檬汁…少许
- 黑胡椒粉…适量
- 海盐…适量
- 黄芥末酱…适量
- 零卡糖…适量

做法

1 洋葱洗净，去老皮，切丝，泡冰水去除辛辣味；生菜洗净；番茄洗净，切片。

2 米汉堡模具中（没有的话，可以拿一个有深度的圆形器皿），铺上一张保鲜膜使其紧贴于模具中，挖一匙藜麦饭放在模具中，压紧后用保鲜膜包住米汉堡，放置在一旁让其定型。

3 鸡腿肉用海盐和黑胡椒粉搓揉，不粘锅烧热后，将鸡腿肉带皮面向下放入锅内，开中小火干煎约6分钟，等锅里充满油水时，翻面再煎6分钟，确定全熟后盛盘，挤上少许柠檬汁，再撒些黑胡椒粉与海盐调味。

4 黄芥末酱和零卡糖放入碗中，搅拌均匀，成零卡黄芥末酱。

5 两片米汉堡都内侧面抹上零卡黄芥末酱，一片米汉堡上放上处理好的生菜、洋葱丝、番茄片，最后放上煎好的鸡腿肉，叠上另一片米汉堡即可。

Note
雀儿料理笔记

在用藜麦饭制作米汉堡时，放入锅中干煎至呈金黄色，可让米汉堡定型，不容易散掉。自己做的米汉堡，热量比连锁速食店低很多，且没有加过多的调味料。

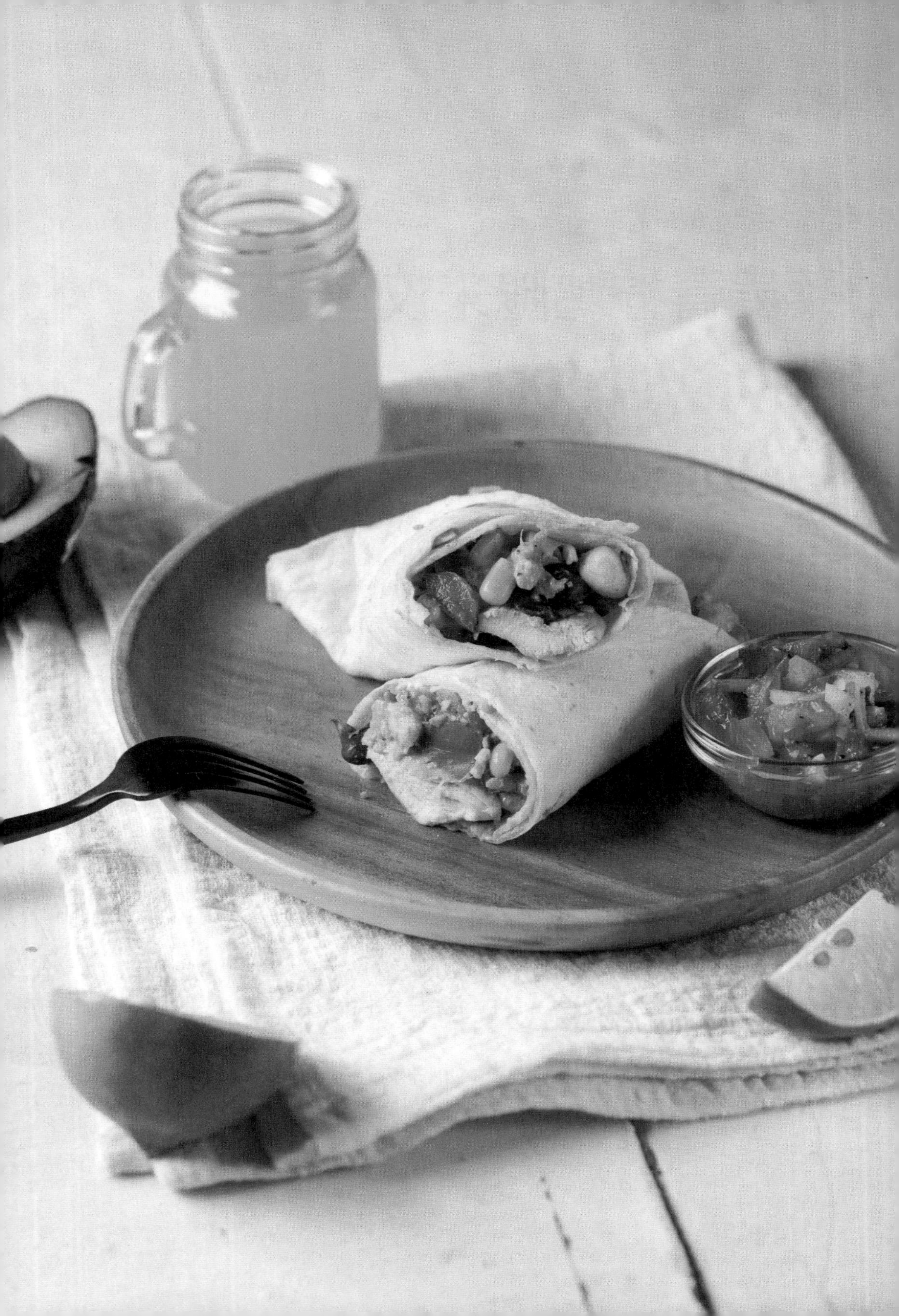

热量 507kcal 碳水化合物 53g 脂肪 17g 蛋白质 38g

清爽综合豆墨西哥卷饼

材料

- 鸡胸肉…100克
- 番茄酱…30克
- 熟红腰豆…25克
- 熟鹰嘴豆…25克
- 玉米粒…20克
- 牛油果…30克
- 柠檬汁…少许
- 黑胡椒粉…少许
- 海盐…少许
- 墨西哥饼皮…1片
- 洋葱…30克
- 番茄…40克
- 香菜末…5克
- 蒜末…适量
- 紫甘蓝…30克

特制坚果酱

坚果酱…15克
蒜盐…少许
柠檬汁…适量
孜然碎…适量
洋葱粉…适量
烟熏辣椒粉…适量
海盐…适量
黑胡椒粉…适量

将所有材料混合均匀即可。

做法

1 鸡胸肉洗净；牛油果洗净，去皮、核，取出果肉；洋葱、番茄洗净，切丁；紫甘蓝洗净，切丝。

2 起锅烧水，放盐和鸡胸肉煮约10分钟，取出后放凉切片。

3 取一个碗，放入牛油果肉、柠檬汁、黑胡椒粉与海盐，压成泥，再放入洋葱丁、番茄丁、香菜末、蒜末，搅拌均匀，成牛油果泥备用。

4 另取一个碗放入番茄酱、熟红腰豆、熟鹰嘴豆、玉米粒搅拌均匀，制成综合豆备用。

5 将平底锅加热，放入墨西哥饼皮，两面各煎约2分钟，取出。

6 煎好的墨西哥饼皮上放上处理好的鸡胸肉片、牛油果泥、综合豆，再淋上特制坚果酱，卷起切半即可。

Note 雀儿料理笔记

本品有着满满的异国风味。特制坚果酱也可用花生酱或杏仁酱代替。如果吃素，可将鸡胸肉换成豆制品，就能开心享用这道富含营养的美味墨西哥卷饼了！

脂肪 18g

蛋白质 38g

虾仁毛豆藜麦蛋炒饭

材料

- 鸡蛋…1个
- 虾仁…100克
- 毛豆粒…100克
- 红甜椒…20克
- 海盐…适量
- 黑胡椒粉…适量
- 藜麦饭…1人份
  （请参照P134藜麦饭的做法）
- 酱油…15毫升
- 蒜末…适量
- 椰子油…5克

做法

1. 将鸡蛋打入碗中，搅拌均匀成蛋液备用；虾仁洗净；毛豆粒洗净；红甜椒洗净，去蒂、子，切丁。
2. 热锅放椰子油，下蒜末炒香，放入蛋液，炒散后放入藜麦饭炒松。
3. 锅中放入虾仁翻炒，再放入毛豆粒、红甜椒丁及海盐，继续翻炒，起锅前加酱油炒香，撒上黑胡椒粉即可。

Note

雀儿料理笔记

海鲜的热量都很低，虾是减脂期优质蛋白质的好来源。如果没有时间购买鲜虾，可以直接购买处理好的冷冻虾仁。藜麦饭做好后建议冷藏不超过一晚，以免流失水分，口感过干。

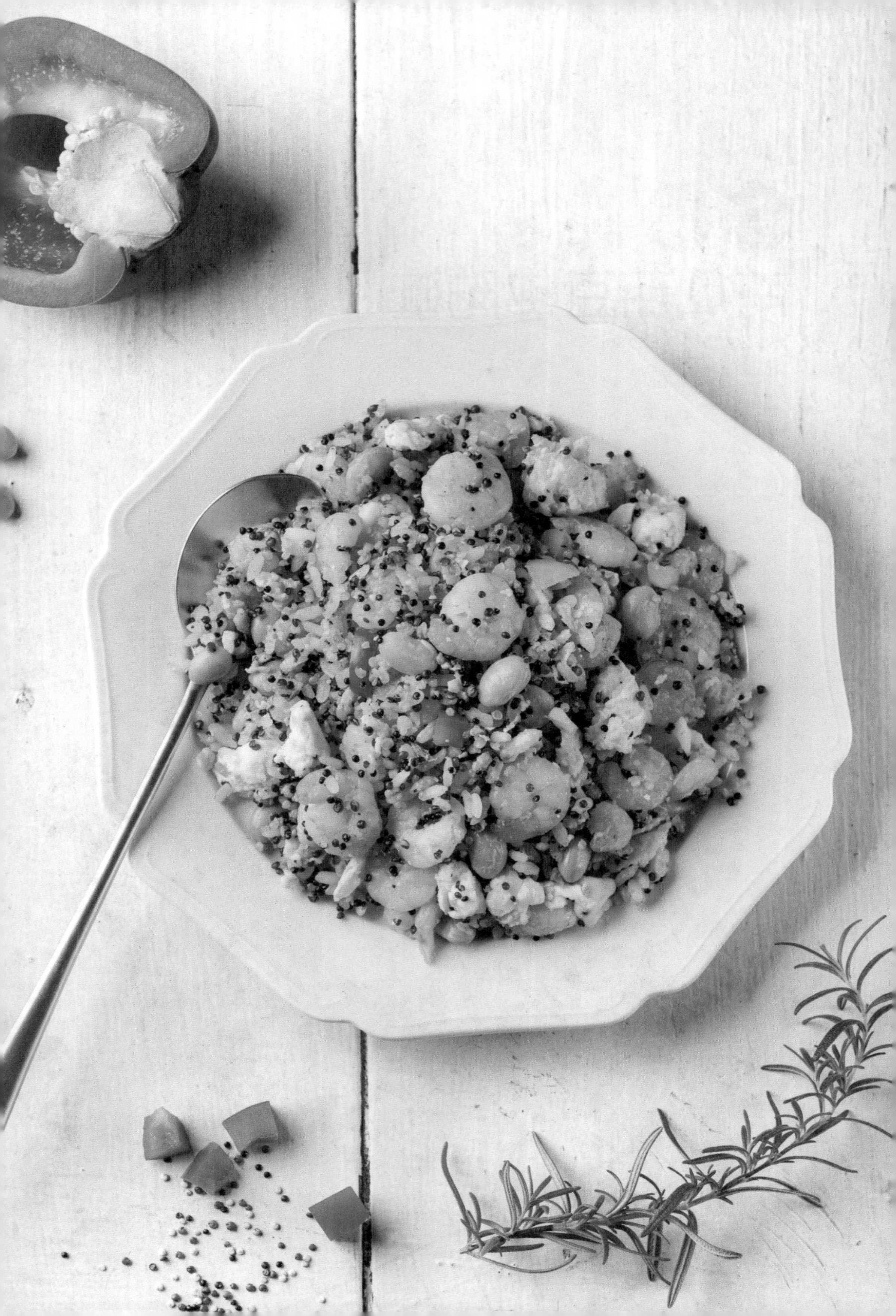

热量 556kcal | 碳水化合物 57g | 脂肪 29g | 蛋白质 22g

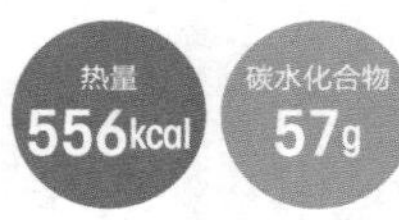

南瓜茄豆佛陀碗

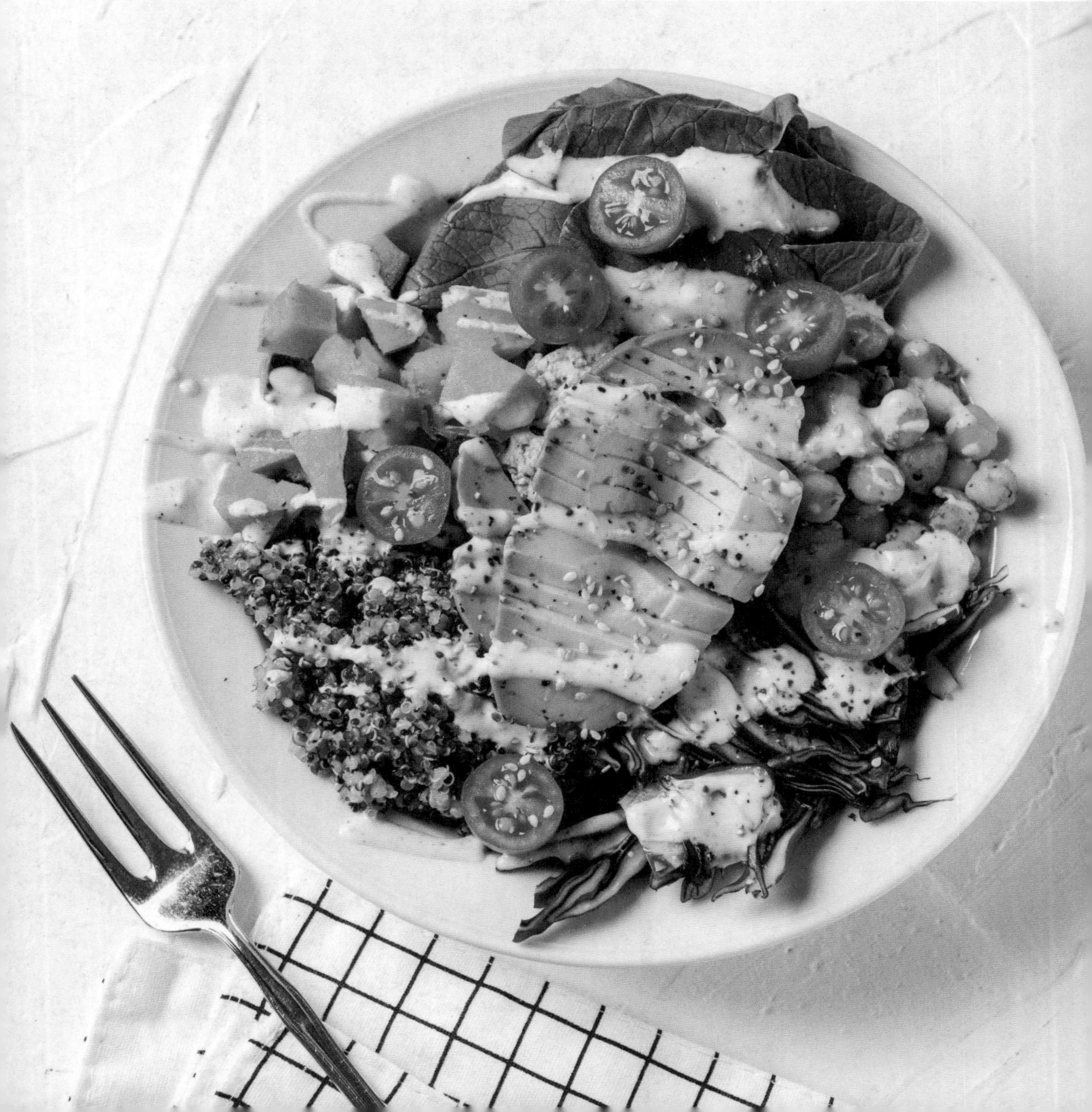

材料

- 鹰嘴豆…50克
- 藜麦…20克
- 南瓜…150克
- 豆腐…150克
- 紫甘蓝…60克
- 小番茄…50克
- 牛油果…50克
- 生菜…100克
- 胡萝卜…25克
- 酱油…少许
- 姜黄粉…少许
- 黑胡椒粉…少许
- 海盐…少许
- 熟芝麻…少许

秘制酱料

红酒醋…10毫升
紫苏油…10克
蜂蜜…5克
柠檬汁…适量
盐…少许
辣椒粉…少许
蒜粉…适量
大蒜末…适量

将所有材料放入罐子中，摇至乳化均匀即可。

做法

1 取锅烧水，放入藜麦煮熟，捞出沥干备用。锅中再放入鹰嘴豆，煮约3分钟，捞起备用。南瓜洗净，切成块状，蒸熟；小番茄洗净，切块。

2 平底锅加热，放入豆腐加入一点酱油、姜黄粉、黑胡椒粉、海盐，轻轻拌炒至闻到香味，起锅备用。

3 碗中放入烫好的鹰嘴豆、小番茄块、蒸熟的南瓜块，再放入秘制酱料，搅拌均匀后静置15分钟。

4 紫甘蓝，洗净切丝；牛油果洗净，去皮、核，切成片；胡萝卜洗净，切丝；生菜洗净备用。

5 取一个大碗，放入生菜、熟藜麦、紫甘蓝丝和炒好的豆腐，放入腌渍好的鹰嘴豆、南瓜与小番茄，接着放上牛油果片、胡萝卜丝，撒上熟芝麻，倒入秘制酱料即可。

Note 雀儿料理笔记

这道全素的料理含有丰富的营养，用鹰嘴豆、豆腐取代动物性蛋白质，使用富含ω-3不饱和脂肪酸的紫苏油作为基底酱料，还添加抗氧化的香料和富含维生素C的柠檬汁，吃起来清爽又有层次。这道料理很适合吃腻动物性蛋白质的人或是全素者，吃完身体会非常的舒服。建议细嚼慢咽地好好享用这道料理！

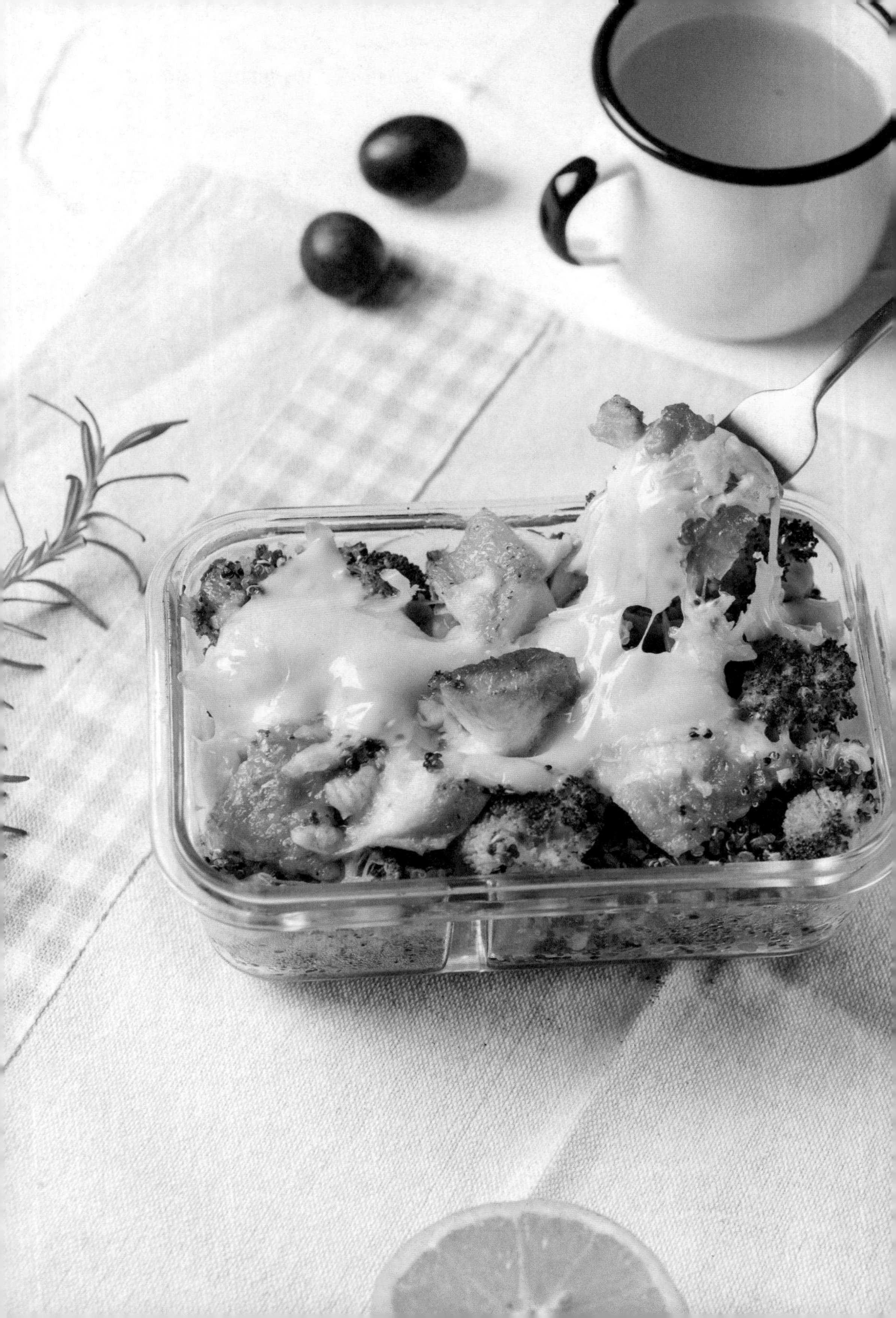

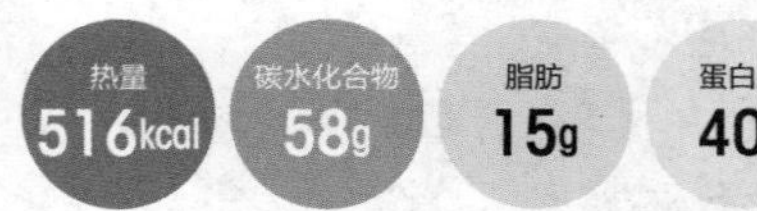

鹰嘴豆奶酪焗饭

材料

- 鸡腿肉…100克
- 鹰嘴豆…80克
- 藜麦饭…1人份
（请参照P134藜麦饭的做法）
- 西蓝花…50克
- 低脂奶酪片…1片

做法

1 将鹰嘴豆煮熟，放入藜麦饭中拌匀备用；鸡腿肉洗净；西蓝花洗净，切块，煮熟。

2 将平底锅加热，将鸡腿肉带皮面向下放入锅内，开中小火干煎，约6分钟后翻面，煎至全熟出锅切块。

3 烤碗中放入鹰嘴豆藜麦饭，切块的煎鸡腿肉和煮好的西蓝花，铺上低脂奶酪片，放入烤箱180℃烤约20分钟，直到奶酪化、呈金黄色即可。

Note 雀儿料理笔记

以低脂奶酪片取代传统焗烤的高热量奶酪，减脂期也能安心吃。这道料理因减少了米饭，碳水化合物较低，所以用豆类与鸡腿肉来提升饱腹感。

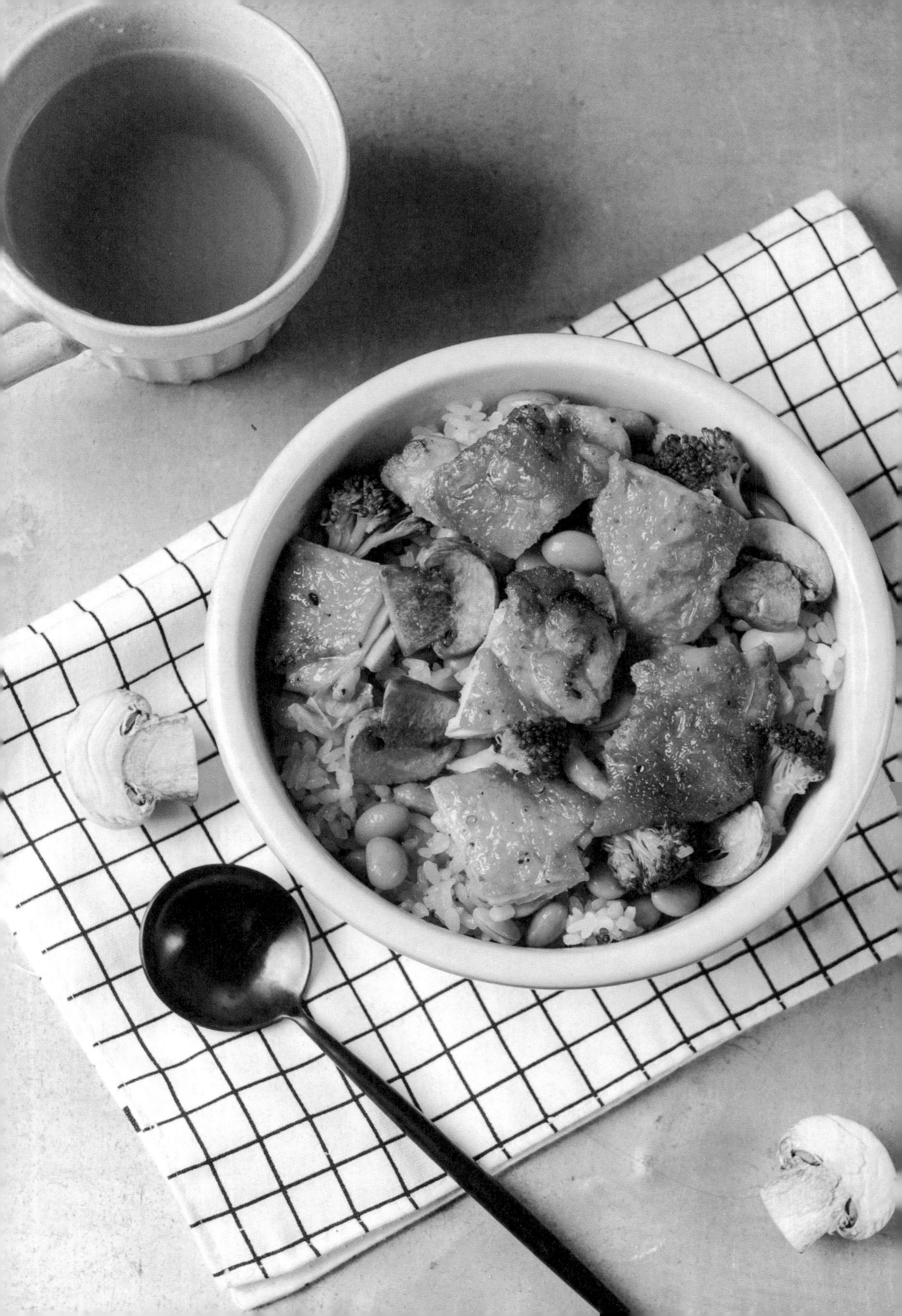

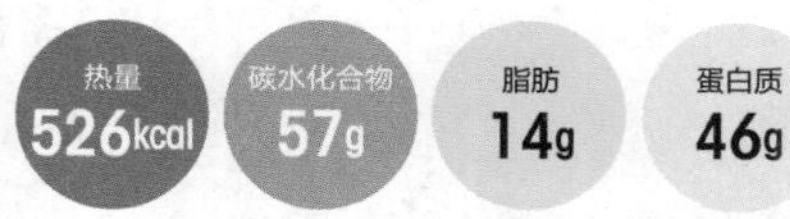

嫩煎鸡肉蘑菇炊饭

材料

- 大米…60克
- 毛豆粒…50克
- 蘑菇…80克
- 西蓝花…50克
- 鸡腿肉…150克
- 海盐…适量

做法

1 将所有食材洗净，蘑菇切丁；西蓝花切块。

2 将大米放入电饭锅中，再放入毛豆粒、蘑菇丁、西蓝花块、海盐，混合拌匀后，倒入水，米和水比例为1：1.5，按下开关煮饭，煮好后用饭匙轻轻上下拌匀，让蒸汽散出。

3 平底锅烧热，将鸡腿肉带皮的一面向下放入锅内，开中小火干煎，约6分钟后翻面，煎至全熟出锅切块。

4 蔬菜饭盛入碗中，上面铺上嫩煎鸡腿块即可。

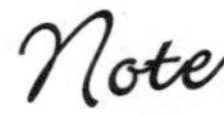

雀儿料理笔记

这是一道超快手的懒人料理，可换成各种不同的食物产生变化，如低脂的海鲜和白肉或口感不易软烂的耐煮蔬菜。

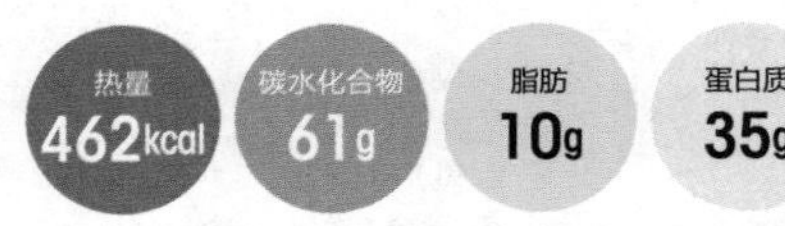

低脂奶香虾仁意面

材料

- 意大利面…60克
- 火腿…1片
- 芦笋…5~6根
- 蘑菇…4朵
- 虾仁…100克
- 低脂牛奶…200毫升
- 海盐…适量
- 黑胡椒粉…适量
- 辣椒粉…适量
- 柠檬汁…适量
- 迷迭香…少许
- 橄榄油…5克
- 蒜末…少许

做法

1 将火腿切丁；芦笋、蘑菇洗净，芦笋切段，蘑菇切片；虾仁洗净。

2 起锅烧水，待水煮沸后放入少许海盐，倒入意大利面，按照包装上的做法煮熟，捞出沥干备用。

3 起锅放橄榄油，加入蒜末、火腿丁炒香，倒入低脂牛奶，再放入芦笋段与蘑菇片。

4 煮沸后，放入虾仁翻炒一下，放入煮熟的意大利面炒匀。

5 最后撒上海盐、黑胡椒粉、辣椒粉调味，起锅前挤上柠檬汁，盛盘，放上迷迭香点缀即可。

Note 雀儿料理笔记

本品以低脂牛奶取代鲜奶油，减少了许多热量，但仍能享受充满奶香味的白酱意面。传统意大利面的热量较高，因此料理时要特别留意，多使用其他低脂食材。但意大利面本身为谷类制品，生糖指数相较大米白面要低，所以也是减脂期推荐的碳水化合物食物。

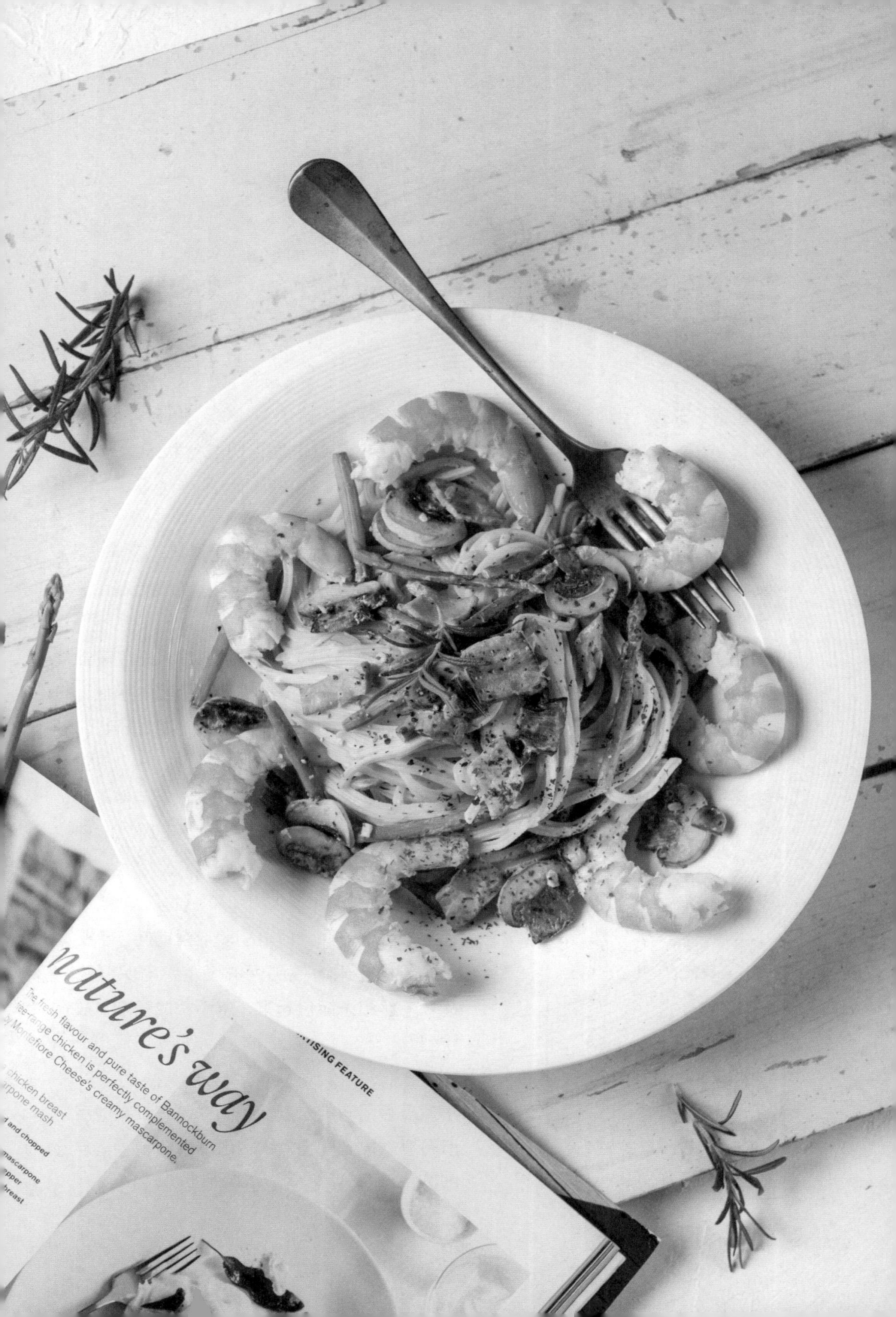
nature's way
The fresh flavour and pure taste of Bannockburn
chicken is perfectly complemented
Montefiore Cheese's creamy mascarpone.

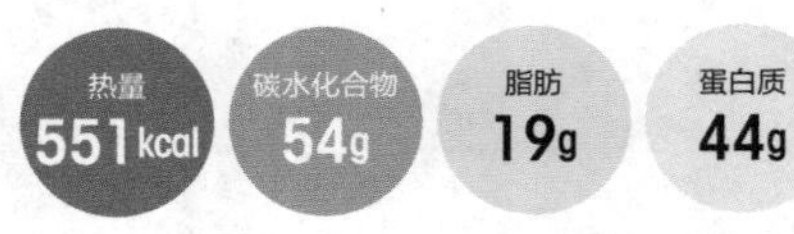

三色免捏饭团

材料

- 猪里脊…50克
- 鸡蛋…3个
- 芦笋…50克
- 胡萝卜…10克
- 小黄瓜…10克
- 紫甘蓝…10克
- 大米…60克
- 海盐…少许
- 黑胡椒粉…少许
- 蒜盐…少许
- 小番茄…适量
- 生菜…适量

做法

1 芦笋洗净，放入滚水中焯烫，切段；胡萝卜、紫甘蓝、小黄瓜洗净，切成丝状用冰水冰镇备用。

2 猪里脊用肉槌敲成薄片，撒上海盐、黑胡椒粉，放入不粘锅中干煎，煎至双面呈金黄色备用。

3 碗中打入1个全蛋，2个蛋清，加入一点蒜盐搅匀，倒入不粘锅，煎成厚蛋包取出，切块；将大米洗净，放入电饭锅中蒸熟，凉凉备用。

4 将煎熟的猪里脊切成长条，1片卷起芦笋数段，用牙签固定；另外几片卷起厚蛋块，用牙签固定。

5 铺上一张保鲜膜，放上胡萝卜丝铺底，手上蘸点水，挖起米饭放到保鲜膜上，用保鲜膜将胡萝卜丝和米饭包起来，用手整成圆形，放置定型。

6 小黄瓜饭团与紫甘蓝饭团同样做好。完成后把所有食材放到便当盒中，用小番茄和生菜点缀即可。

Note 雀儿料理笔记

减重最重要的是持之以恒，所以在菜色的变化与创意上可以花一点小巧思。本品使用天然食材点缀，更能促进食欲。除了常见的基本便当与三明治外，免捏饭团制作容易，方便携带，最大的优点是冷食也没问题，对没有加热工具的上班族来说很友好。

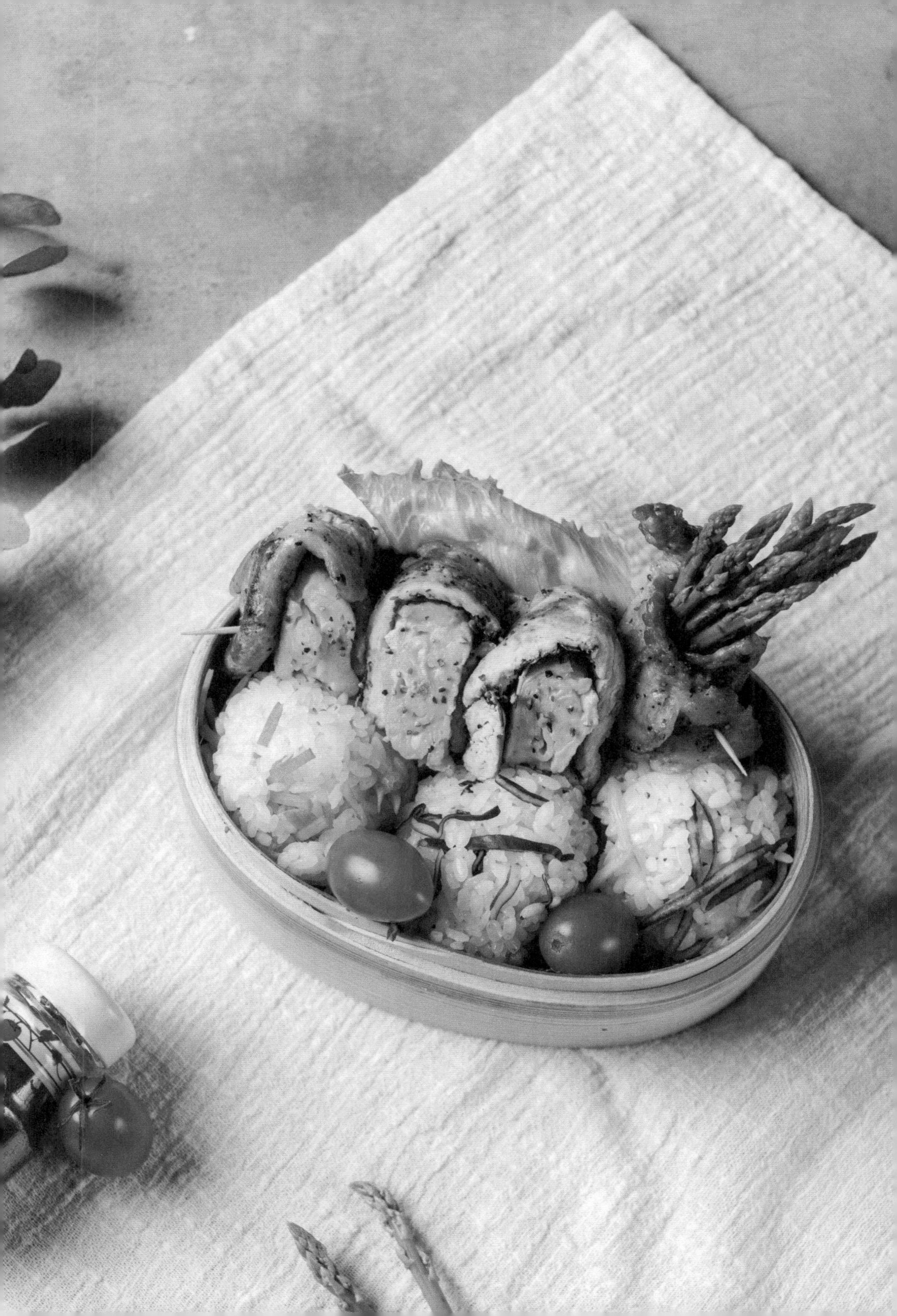

（1人份）

热量	碳水化合物	脂肪	蛋白质
503kcal	65g	8g	50g

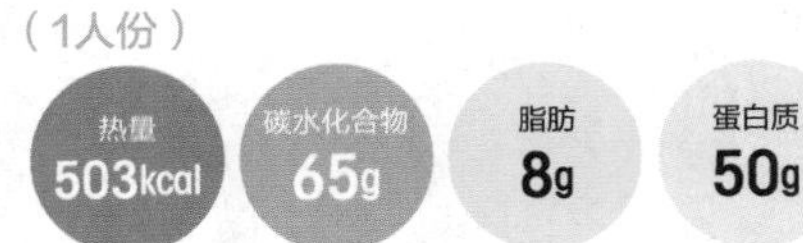

鲔鱼沙拉和照烧鸡肉握便当

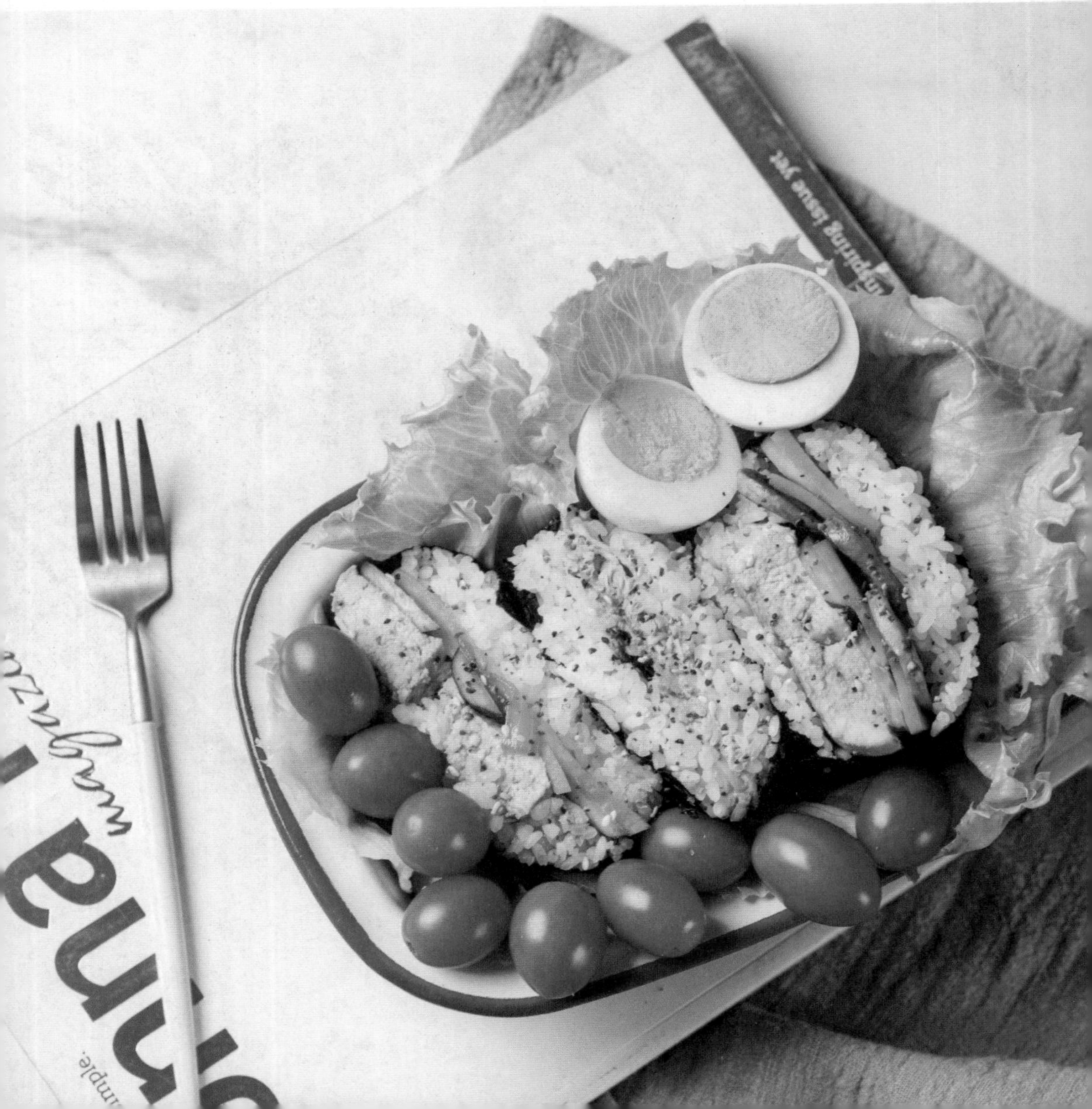

材料（2人份）

- 鸡胸肉…200克
- 鲔鱼沙拉…1人份
  （参考P103鲔鱼沙拉水煮蛋三明治中的做法）
- 小黄瓜…20克
- 胡萝卜…30克
- 生菜…30克
- 水煮蛋…1个
- 小番茄…10颗
- 大米…120克
- 海苔…2大张

腌料

酱油…15毫升
米酒…15毫升
味醂…15毫升
蜂蜜…5毫升

将所有材料混合均匀即可。

特调酸奶酱

无糖酸奶…15克
柠檬汁…少许
黑胡椒粉…少许
零卡糖…少许

将所有材料混合均匀即可。

做法

1 小黄瓜、胡萝卜洗净，切丝；生菜、小番茄洗净；水煮蛋去皮，切半；鸡胸肉洗净，用腌料冷藏腌渍一晚，取出备用；将大米洗净，放入电饭锅中蒸熟，凉凉备用。

2 不粘锅加热，鸡胸肉放入锅中，用大火煎1分钟，翻面转小火煎5分钟，完成后放凉切片备用。

3 铺上保鲜膜，放1张海苔，海苔上放约1/4的米饭。再放上做好的照烧鸡胸肉片、小黄瓜丝与胡萝卜丝，淋上特调酸奶酱再放上1/4的米饭，将海苔四个角向内折，确认海苔包好，用保鲜膜紧紧包起来。

4 另取一张保鲜膜，放上1张海苔，铺上1/4的饭，再放上1人份鲔鱼沙拉、小黄瓜丝与胡萝卜丝，再放1/4的饭，包好。

5 稍等一会儿，待饭团摸起来有点湿度，将刀子蘸水后连保鲜膜一起切开。将处理好的饭团、生菜、水煮蛋、小番茄、放入饭盒即可。

Note

雀儿料理笔记

照烧口味的鸡肉料理相当受欢迎。用鸡胸肉取代鸡腿肉可以让整体热量下降，享受美味的同时也不会有负担。自制的鲔鱼沙拉比市售的鲔鱼沙拉更好吃，因为基底酱是酸奶做的，不但能增加蛋白质摄入，还能帮助消化。

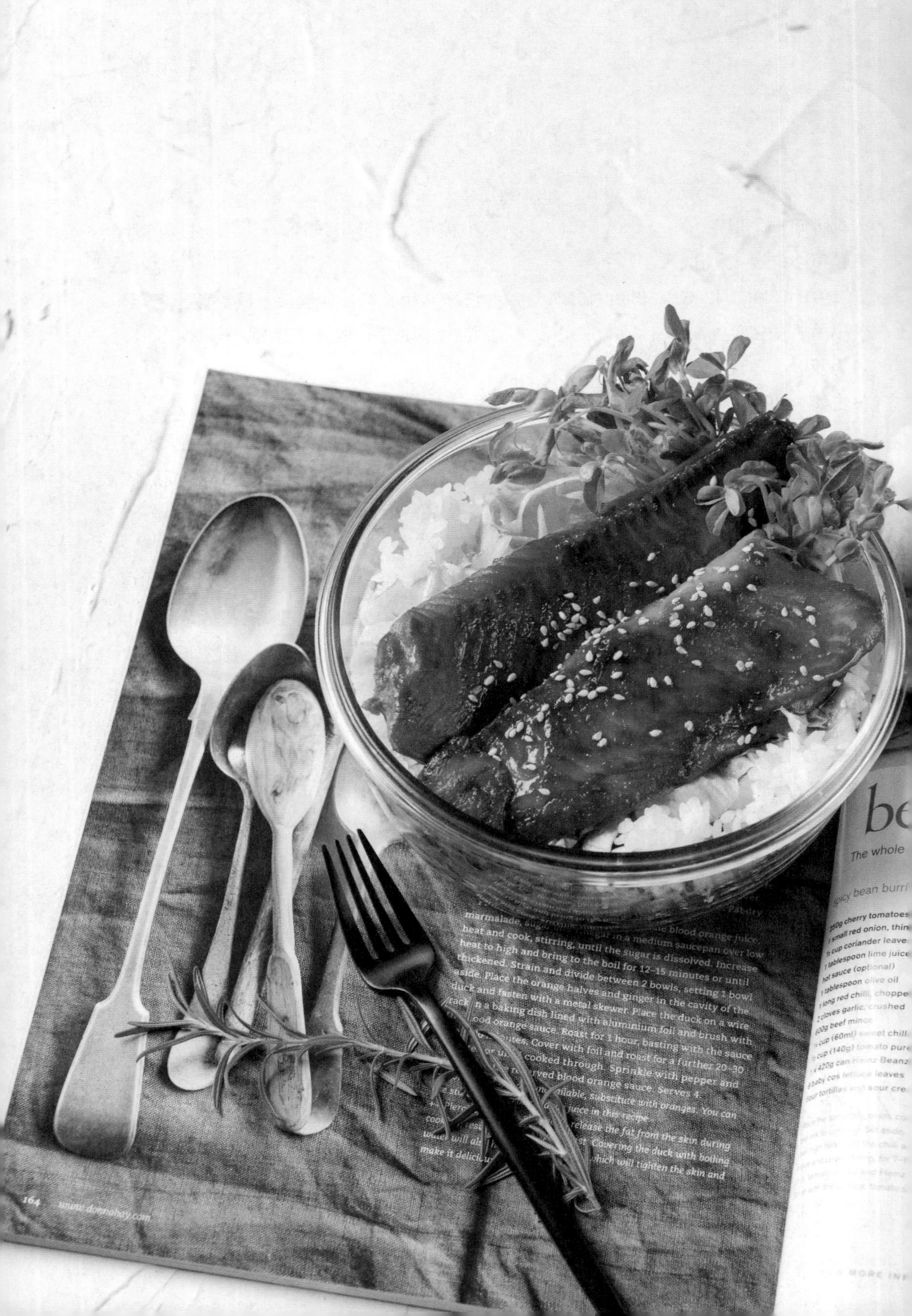
heat and cook, stirring, until the sugar is dissolved. Increase
heat to high and bring to the boil for 12–15 minutes or until
thickened. Strain and divide between 2 bowls, setting 1 bowl
aside. Place the orange halves and ginger in the cavity of the
duck and fasten with a metal skewer. Place the duck on a wire
ood orange sauce. Roast for 1 hour, basting with the sauce
cooked through. Sprinkle with pepper and
blood orange sauce. Serves 4.
substitute with oranges. You can
release the fat from the skin during
Covering the duck with boiling
which will tighten the skin and
164 www.donnahay.com
The whole
spicy bean burri
250g cherry tomatoes
1 small red onion, thin
1 tablespoon lime juice
hot sauce (optional)
1 tablespoon olive oil
2 cloves garlic, crushed
600g beef mince
baby cos lettuce leaves

（1人份）

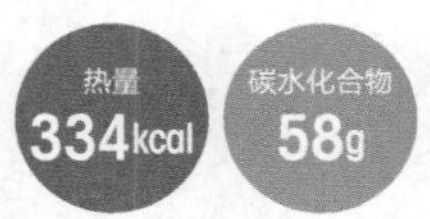

蒲烧龙利鱼便当

材料（2人份）

- 龙利片…300克
- 豆苗…20克
- 熟芝麻…少许
- 大米…120克

腌料

米酒…15毫升
盐…少许
白胡椒粉…少许

将所有材料混合均匀即可。

蒲烧酱汁

酱油…45毫升
米酒…45毫升
味醂…30毫升
酱油膏…15克
零卡糖…15克
水…15毫升

将所有材料混合均匀即可。

做法

1 将龙利鱼片解冻，洗净，放置在腌料中，腌制约20分钟；将大米洗净，放入电饭锅中蒸熟、放凉备用；豆苗洗净。

2 将蒲烧酱汁放入锅中大火煮沸，之后转中小火将腌好的龙利鱼片放入。

3 在煮的过程中用汤匙慢慢向鱼肉上淋酱汁，保持鱼肉完整，煮至酱汁变浓稠，收汁。

4 把做好的龙利鱼盛放在白米饭上，放上豆苗，再淋上锅中的剩余的汤汁，撒上熟芝麻即可。

Note 雀儿料理笔记

- 餐厅里的鳗鱼饭热量为700～800千卡，自制龙利鱼便当热量可以控制在500千卡以内，嘴馋想吃鳗鱼饭时，可改用龙利鱼来替代，享受美食又不怕胖。
- 龙利鱼具有低脂、高蛋白的特点，100克鱼肉的热量不到100千卡，经济又实惠，料理的方式也相当丰富。本品的重点在调配酱汁，这款酱汁是雀儿精选过的，美味又减脂。

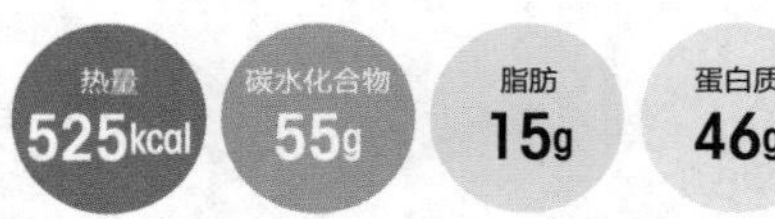

鸡腿西蓝花毛豆便当

材料

- 鸡腿肉…150克
- 西蓝花…80克
- 毛豆粒…50克
- 豆苗…30克
- 大米…60克
- 海盐…少许
- 黑胡椒粉…少许
- 辣椒粉…少许
- 熟芝麻…少许

做法

1 西蓝花、毛豆粒、豆苗洗净，西蓝花切块，一同放入沸水中煮熟。

2 鸡腿肉洗净，用厨房纸巾将水分吸干；将大米洗净，放入电饭锅中蒸熟备用。

3 不粘锅加热，将鸡腿肉带皮面向下放入锅内，开中小火干煎，约6分钟后翻面煎至全熟，出锅切块。

4 蒸好的米饭盛入碗中，鸡腿排块放在米饭上，撒上辣椒粉和熟芝麻，再加入煮熟的西蓝花、毛豆粒与豆苗，撒上一点海盐和黑胡椒粉即可。

Note
雀儿料理笔记

- 这道料理的制作方式相当简单，煎鸡腿肉时不用另外加油，使用食材本身的油脂就能煎出外皮酥脆、肉质软嫩美味的鸡腿肉。
- 本品仅搭配简单调味的蔬菜，单靠鸡腿肉即可大幅提升味觉的满足感，是料理新手也能轻松做出的美味减脂餐。

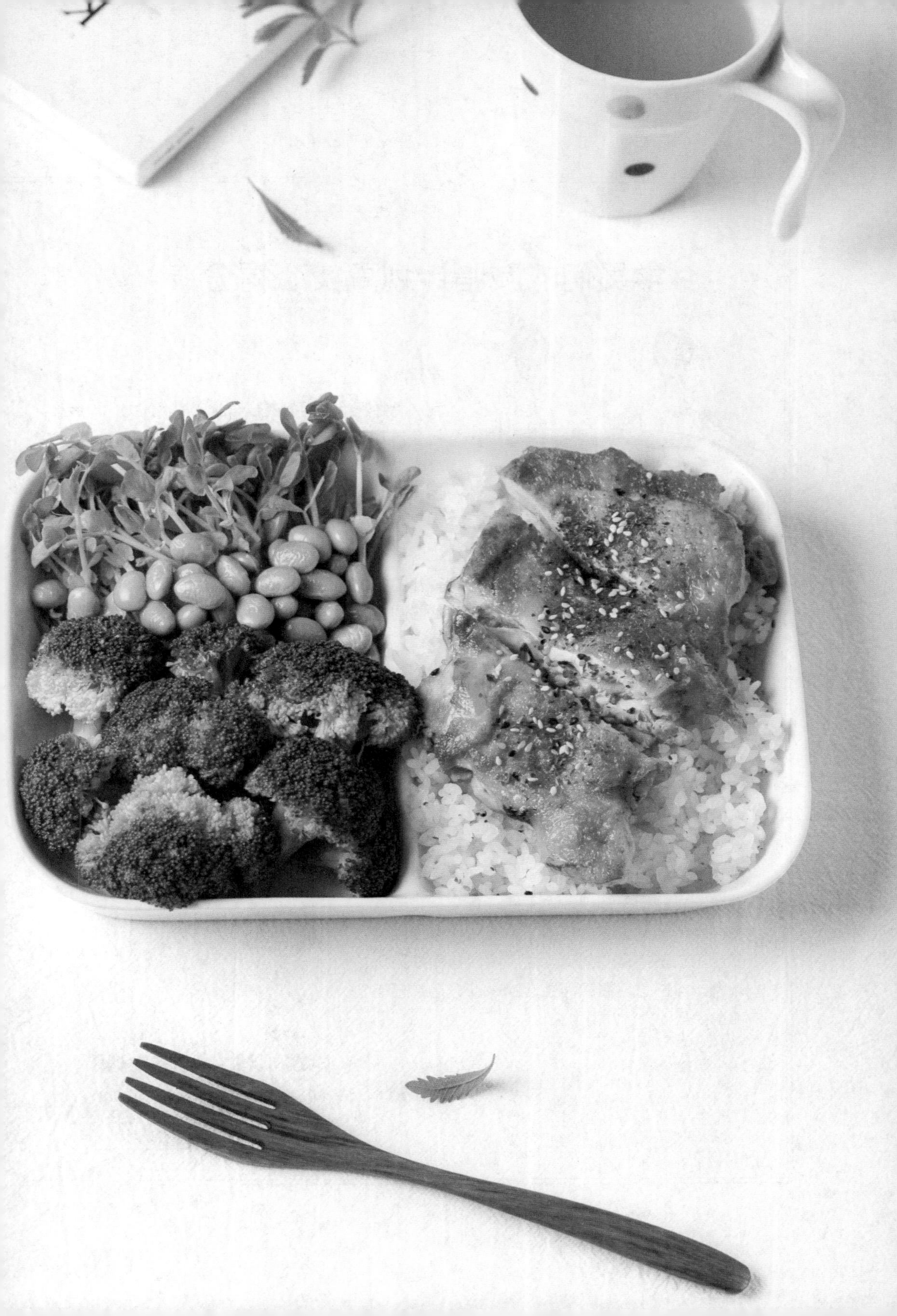

Column

★ ★ ★

学员们的减脂计划真实心得分享

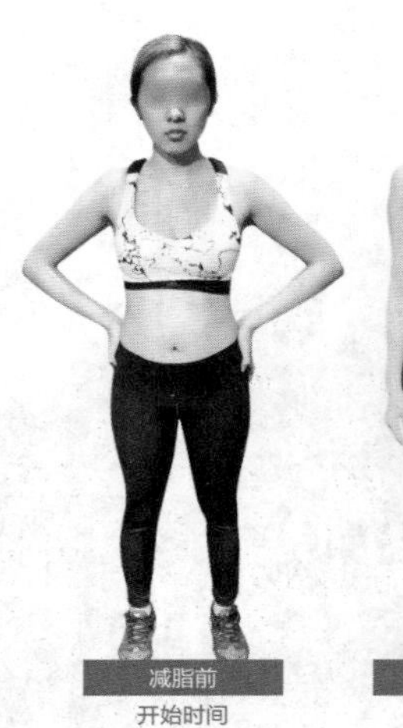

减脂前
开始时间
2018/07/17
体脂率
29.8%

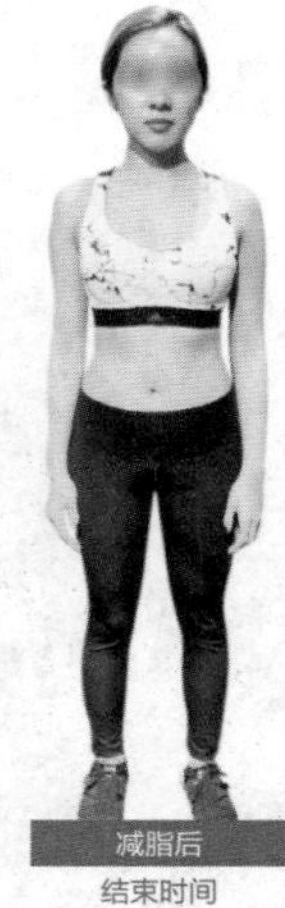

减脂后
结束时间
2018/10/30
体脂率
25%

宇涵

我从高中开始长期熬夜赶作业，加上压力大，我变得爱吃甜点，后来患上了多囊卵巢综合征，胖了13千克。我曾试过节食、代餐等各种方式减肥，但妇科问题始终没有好转，只要稍不注意就会复胖，经期从来没有准时过，气色也很差。我也试过去健身房运动，不过没有太大效果。后来有幸成为雀儿的学员，在她的指导下均衡营养与饮食，半年的时间里我不但健康减重，妇科问题也渐渐好转，月经也准了！这段时间我除了变瘦，也学到均衡营养的饮食才是健康的关键！

莎拉

在决定开始减肥之前我是一个小吃货，好吃的东西没吃到就会受不了。但某天我突然感到头一阵剧痛，经检查发现竟是血压偏高造成的。后来我参加了雀儿的减脂计划，学习到许多健康饮食的相关知识，也开始认真实行减脂饮食。坚持健身也有一年多了，现在即使出国念书也仍在坚持运动。我也更了解如何养成易瘦体质，当这些习惯成为生活的一部分后，相信你也会坚持执行并爱上它。

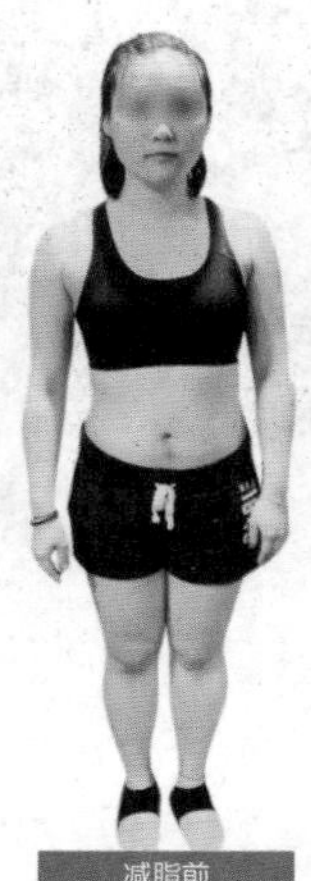

减脂前
开始时间
2019/02/10
体脂率
33.2%

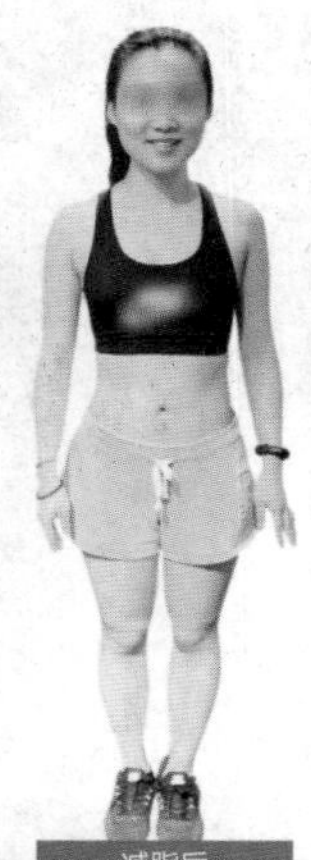

减脂后
结束时间
2020/03/10
体脂率
25.4%

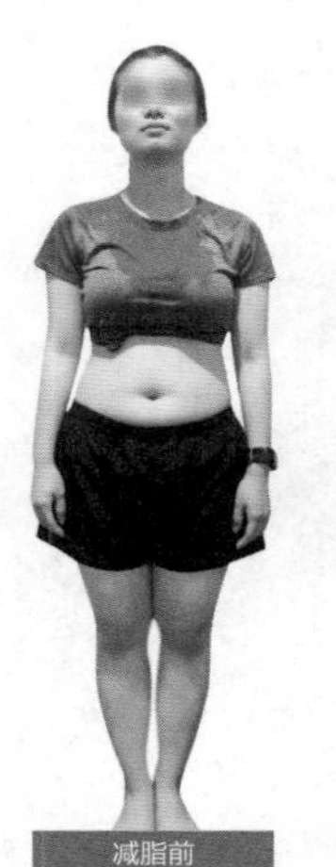
减脂前
开始时间
2019/03/07
体脂率
33.3%

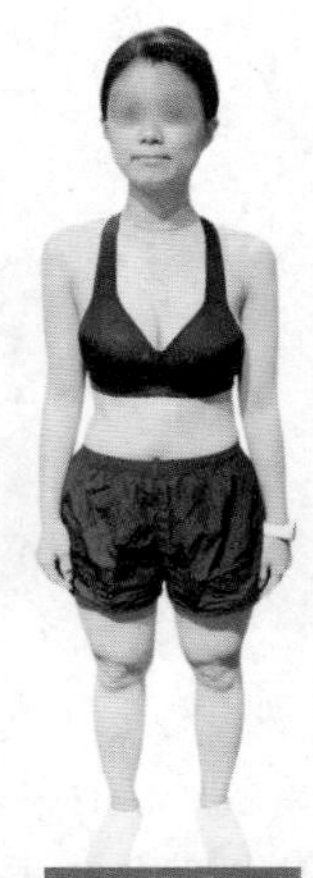
减脂后
结束时间
2019/05/21
体脂率
26.9%

仪萍

因为就读影视相关专业的缘故，我常常三餐不定且睡眠不足，曾经我一周只睡了5小时，导致自己在片场昏倒，后来还被医生告知内分泌严重失调，必须好好调理。我也因此花了很长一段时间休养，这次生病让我意识到如果没有健康就什么也做不成！遇到雀儿后我开始尝试调整饮食，不再为了减脂而减脂。减肥不是考试，不需要每次都要求满分，每个人的身体状况不同，要先学会了解自己的身体需要什么，再制订适合的计划，绝对不要盲目跟从。找到最适合自己的方式，才能长期坚持。

嘉慧

我因为工作关系需要值夜班，而我的生活习惯及饮食状态非常不稳定，最胖曾经达到70千克。看着镜中的我，自己都觉得不可思议，一位22岁正值青春的女生却变得如此不健康。我是在网上看到雀儿的减脂计划，她试着先调整我的健康状况，再调整我的体重。刚开始并没有明显的成效，但雀儿的鼓励跟陪伴让我坚持了下来。放下了对数字的执着，才有了现在的成绩。在减脂计划中，我真正学习到改变是从生活点滴做起的，也鼓励大家正视自己的健康状况，从生活及饮食建立正确的习惯，才能跳出恶性循环。

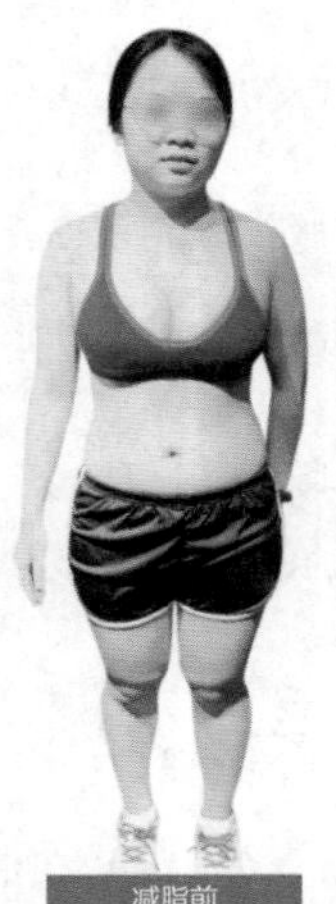
减脂前
开始时间
2019/09/04
体脂率
38%

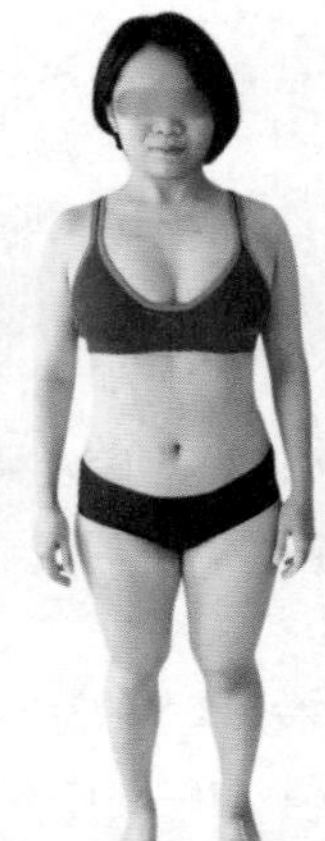
减脂后
结束时间
2020/01/04
体脂率
33%

图书在版编目（CIP）数据

21 天快瘦减脂餐 / 雀儿著 . — 北京：中国轻工业出版社，2025.5

ISBN 978-7-5184-3354-4

Ⅰ . ① 2… Ⅱ . ①雀… Ⅲ . ①减肥—食物疗法—食谱
Ⅳ . ① R247.1 ② TS972.161

中国版本图书馆 CIP 数据核字（2020）第 261925 号

责任编辑：付 佳　　责任终审：李建华　　设计制作：锋尚设计
策划编辑：付 佳 翟 燕　　责任校对：朱燕春　　责任监印：张京华

出版发行：中国轻工业出版社（北京鲁谷东街5号，邮编：100040）
印　　刷：北京博海升彩色印刷有限公司
经　　销：各地新华书店
版　　次：2025年5月第1版第10次印刷
开　　本：710×1000　1/16　印张：11
字　　数：200千字
书　　号：ISBN 978-7-5184-3354-4　定价：48.00元
邮购电话：010-85119873
发行电话：010-85119832　010-85119912
网　　址：http://www.chlip.com.cn
Email：club@chlip.com.cn

250673S1C110ZYW